MW00508972

Recepti za mikrovalnu pećnicu za početnike

2023

Slatki recepti Za zaposlene ljude

Lucija Jurić

Sadržaj

7

Pileći amandin

Služi 4

Tipično sjevernoamerički recept za prečac.

4 poussina (pilića), oko 450 g/1 lb svaki
300 ml/10 tečnih oz/1 limenka kondenzirane krem juhe od gljiva
150 ml/¼ pt/2/3 šalice srednje suhog šerija
1 češanj češnjaka, zgnječen
90 ml/6 žlica prženih badema u listićima (narezane na listiće).
175 g/6 oz/¾ šalice smeđe riže, kuhane
Brokula

Stavite poussine, prsa prema dolje iu jednom sloju, u veliku, duboku posudu koja stane u mikrovalnu pećnicu. Pokrijte prozirnom folijom (plastičnom folijom) i zarežite je dva puta kako bi para izašla. Kuhajte na punoj temperaturi 25 minuta, okrećući posudu četiri puta. Okrenite piliće tako da su prsa okrenuta prema gore. Lagano promiješajte juhu sa šerijem i eventualnim sokom od kuhanja piletine. Umiješajte češnjak. Prelijte natrag preko piletine. Poklopite kao prije i kuhajte na Punoj 15 minuta, okrećući posudu tri puta. Ostavite da odstoji 5 minuta. Prebacite piletinu na zagrijane tanjure i premažite umakom. Pospite bademima i poslužite uz rižu i brokulu.

Pileći amandin s rajčicom i bosiljkom

Služi 4

Pripremite kao za piletinu Amandine, ali zamijenite kondenziranu krem juhu od rajčice za gljive i marsalu za sherry. Pred kraj kuhanja dodajte 6 natrganih listića bosiljka.

Divan od piletine

Služi 4

Još jedan lagani sjevernoamerički specijalitet, tradicionalno napravljen od brokule.

1 veća glavica brokule, kuhane

25 g/1 oz/2 žlice maslaca ili margarina

45 ml/3 žlice glatkog (višenamjenskog) brašna

150 ml/¼ pt/2/3 šalice toplog pilećeg temeljca

150 ml/¼ pt/2/3 šalice jednostruke (svijetle) kreme

50 g/2 oz/½ šalice Red Leicester sira, naribanog

30 ml/2 žlice suhog bijelog vina

5 ml/1 žličica blago napravljene gorušice

225 g/8 oz/2 šalice kuhane piletine, narezane na kocke

Sol

Mljeveni muškatni oraščić

45 ml/3 žlice ribanog parmezana

Paprika

Brokulu razdvojite na cvjetiće i rasporedite po dnu lagano maslacem namazane duboke posude promjera 25 cm/10. U posebnoj posudi zagrijte maslac ili margarin na punoj temperaturi 45-60 sekundi dok ne zacvrči. Umiješajte brašno i postupno umiješajte topli temeljac i vrhnje. Kuhajte na punoj temperaturi 4-5 minuta dok ne postane mjehurić i ne zgusne se, miješajući svaku minutu. Umiješajte Red Leicester, vino, senf i piletinu. Dodajte sol i muškatni oraščić po ukusu. Žlicom prelijte umak preko brokule. Pospite parmezanom i paprikom. Pokrijte prozirnom folijom (plastičnom folijom) i zarežite je dva puta kako bi para izašla. Ponovno zagrijavajte na odmrzavanju 8-10 minuta dok se ne zagrije.

Piletina u umaku od vrhnja s celerom

Služi 4

Pripremite kao za Divan s piletinom, ali brokulu zamijenite 400 g/14 oz/1 velikom konzervom srca celera, ocijeđenih. (Tekućina iz limenke može biti rezervirana za druge recepte.)

Piletina u umaku od vrhnja s čipsom

Služi 4

Pripremite kao Divan od piletine, ali izostavite preljev od sira i paprike. Umjesto toga pospite 1 manju vrećicu čipsa (čipsa), krupno izgnječenog.

Piletina à la King

Služi 4

Još jedan uvoz iz SAD-a i inovativan način korištenja ostataka piletine.

40 g/1½ oz/3 žlice maslaca ili margarina
40 g/1½ oz/1½ žlice glatkog (višenamjenskog) brašna
300 ml/½ pt/1¼ šalice toplog pilećeg temeljca
60 ml/4 žlice duplog (gustog) vrhnja
1 crveni pimiento iz konzerve, izrezan na uske trakice
200 g/7 oz/malo 1 šalica konzerviranih narezanih gljiva, ocijeđenih
Sol i svježe mljeveni crni papar
350 g/12 oz/2 šalice kuhane piletine, narezane na kockice
15 ml/1 žlica srednje suhog šerija
Svježe pečeni tost, za posluživanje

Stavite maslac ili margarin u vatrostalnu posudu od 1,5 litara/2½ pt/6 šalica (nizozemska pećnica). Zagrijte, bez poklopca, na Odmrzavanje 1 minutu. Umiješajte brašno pa postupno umiješajte temeljac i vrhnje. Kuhajte bez poklopca na punoj temperaturi 5-6 minuta dok ne probuja i ne postane gusto, miješajući svaku minutu. Umiješajte sve preostale sastojke i dobro promiješajte. Pokrijte tanjurom i ponovno zagrijavajte na punoj temperaturi 3 minute. Ostavite da odstoji 3 minute prije posluživanja na tostu.

Turska à la King

Služi 4

Pripremite kao za piletinu à la King (gore), ali piletinu zamijenite kuhanom puretinom.

Piletina à la King sa sirom

Služi 4

Pripremite kao za Chicken à la King (gore), ali nakon zagrijavanja od 3 minute, pokrijte sa 125 g/4 oz/1 šalice ribanog Red Leicester sira. Ponovno zagrijte, bez poklopca, na Full još 1–1½ minute dok se sir ne rastopi.

Piletina à la King Shortcakes

Služi 4

Pripremite kao za piletinu à la King. Prije posluživanja razdvojite 4 velika obična ili sirna peciva (keksa) i stavite temeljce na četiri zagrijana tanjura. Pokrijte smjesom od piletine i poklopite poklopcima. Jedite vruće.

Slimmersovo pirjanje od pileće jetrice

Služi 4

Glavno jelo s niskim udjelom masti i škroba koje se može jesti s
brokulom ili cvjetačom umjesto s krumpirom.

15 ml/1 žlica maslinovog ili suncokretovog ulja
1 crvena (babura) paprika, očišćena od sjemenki i tanko narezana
1 velika mrkva, tanko narezana
1 veliki luk, narezan na tanke ploške
2 veće stabljike celera, dijagonalno narezane na tanke ploške
450 g/1 lb pilećih jetrica, narezanih na komade veličine zalogaja
10 ml/2 žličice kukuruznog brašna (kukuruzni škrob)
4 velike rajčice, blanširane, oguljene i krupno nasjeckane
Sol i svježe mljeveni crni papar

Stavite ulje u vatrostalnu posudu od 1,75 litara/3 pt/7½ šalice
(nizozemska pećnica). Umiješajte pripremljeno povrće i kuhajte
nepoklopljeno na Punoj 5 minuta uz dva puta miješanje. Umiješajte
jetru u povrće i kuhajte nepoklopljeno na Punoj 3 minute, jednom
miješajući. Umiješajte kukuruzno brašno, rajčice i začine po ukusu.
Pokrijte prozirnom folijom (plastičnom folijom) i zarežite je dva puta
kako bi para izašla. Kuhajte na punoj temperaturi 6 minuta, okrećući
jednom.

Slimmersovo pirjanje od pureće jetre

Služi 4

Pripremite kao za Slimmers' Chicken Liver Braise, ali pileća jetrica zamijenite purećim jetricama.

Pileći Tetrazzini

Služi 4

175 g/6 oz/1½ šalice kratko rezanih makarona
300 ml/10 tečnih oz/1 limenka kondenzirane krem juhe od piletine ili
gljiva
150 ml/¼ pt/2/3 šalice mlijeka
225 g gljiva, narezanih na ploške
350 g/12 oz/2 šalice hladno kuhane piletine, narezane na kockice
15 ml/1 žlica soka od limuna
50 g/2 oz/¾ šalice narezanih (narezanih) badema
1,5 ml/¼ žličice mljevenog muškatnog oraščića
75 g/3 oz/¾ šalice sira Cheddar, sitno naribanog

Skuhajte makarone prema uputama na pakiranju. Ocijediti. Prelijte juhu u maslacem namazanu posudu od 1,75 litara/3 pt/7½ šalice. Umutiti mlijeko. Zagrijte, bez poklopca, na punoj temperaturi 5-6 minuta dok ne postane vruće i počne lagano mjehurići. Umiješajte makarone i sve preostale sastojke osim sira. Pokrijte prozirnom folijom (plastičnom folijom) i zarežite je dva puta kako bi para izašla. Kuhajte na punoj temperaturi 12 minuta, okrećući posudu tri puta. Otklopite i pospite sirom. Smeđe konvencionalno pod vrućim roštiljem (broileri).

Tepsija u sloju od piletine i miješanog povrća

Služi 4

4 velika kuhana krumpira narezana na tanke ploške

3 kuhane mrkve tanko narezane

125 g/4 oz/1 šalica kuhanog graška

125 g/4 oz/1 šalica kuhanog kukuruza šećerca

4 porcije piletine, svaka od 225 g/8 oz, bez kože

300 ml/10 tečnih oz/1 konzerva kondenzirane krem juhe od celera ili

neki drugi okus po ukusu

45 ml/3 žlice srednje suhog šerija

30 ml/2 žlice jednostruke (lagane) kreme

1,5 ml/¼ žličice naribanog muškatnog oraščića

75 g/3 oz/1¼ šalice kukuruznih pahuljica, grubo zdrobljenih

Pokrijte dno maslacem namazane duboke posude promjera 25 cm/10 s ploškama krumpira i mrkve. Pospite graškom i kukuruzom šećercem i na vrh stavite piletinu. Pokrijte prozirnom folijom (plastičnom folijom) i zarežite je dva puta kako bi para izašla. Kuhajte na punoj temperaturi 8 minuta, okrećući posudu četiri puta. Umutite juhu sa svim preostalim sastojcima osim cornflakes. Žlicom preliti piletinu. Poklopite kao i prije i kuhajte na Punoj 11 minuta, okrećući posudu dva puta. Ostavite da odstoji 5 minuta. Otklopite i pospite kukuruznim pahuljicama prije posluživanja.

Piletina s medom na riži

Služi 4

25 g/1 oz/2 žlice maslaca ili margarina
1 veliki luk, nasjeckan
6 prugastih komadića slanine (šnite), nasjeckanih
75 g/3 oz/1/3 šalice riže dugog zrna koja se lako kuha
300 ml/½ pt/1¼ šalice vrućeg pilećeg temeljca
Svježe mljeveni crni papar
4 pileća prsa bez kostiju, po 175 g/6 oz
Sitno naribana kora i sok od 1 naranče
30 ml/2 žlice tamnog bistrog meda
5 ml/1 žličica paprike
5 ml/1 žličica Worcestershire umaka

U duboku posudu promjera 20 cm/8 stavite maslac ili margarin. Zagrijte nepoklopljeno na punoj temperaturi 1 minutu. Umiješajte luk, slaninu, rižu, temeljac i papar po želji. Na to složiti piletinu u prsten. Pomiješajte narančinu koricu i sok, med, papriku i Worcestershire umak. Polovicom žlicom rasporedite piletinu. Pokrijte prozirnom folijom (plastičnom folijom) i zarežite je dva puta kako bi para izašla. Kuhajte na punoj temperaturi 9 minuta, okrećući posudu tri puta. Otkriti. Premažite piletinu preostalom mješavinom meda. Kuhajte nepoklopljeno na punoj temperaturi 5 minuta. Ostavite da odstoji 3 minute prije posluživanja.

Piletina u umaku od bijelog ruma s limetom

Služi 4

25 g/1 oz/2 žlice maslaca ili margarina
10 ml/2 žličice kukuruznog ili suncokretovog ulja
1 poriluk, vrlo tanko narezan
1 češanj češnjaka, zgnječen
75 g/3 oz/¾ šalice nemasne šunke, nasjeckane
675 g/1½ lb pilećih prsa bez kostiju, narezanih na komade veličine
zalogaja
3 rajčice, blanširane, oguljene i krupno nasjeckane
30 ml/2 žlice bijelog ruma
5 cm/2 u traci korice limete
Sok od 1 slatke naranče
Sol
150 ml/¼ pt/2/3 šalice običnog jogurta
Potočarka (po želji)

Stavite maslac ili margarin i ulje u vatrostalnu posudu promjera 23 cm/9 (pećnica). Zagrijte nepoklopljeno na punoj temperaturi 1 minutu. Umiješajte poriluk, češnjak i šunku. Kuhajte bez poklopca na punoj temperaturi 4 minute, dvaput miješajući. Umiješajte piletinu. Pokrijte tanjurom i kuhajte na Punoj 7 minuta, okrećući posudu dva puta. Dodajte sve preostale sastojke osim jogurta i potočarke, ako ih koristite. Pokrijte prozirnom folijom (plastičnom folijom) i zarežite je dva puta kako bi para izašla. Kuhajte na punoj temperaturi 8 minuta, okrećući posudu četiri puta. Otkriti. Pomiješajte jogurt s malo tekućine iz jela dok ne postane glatko i kremasto, a zatim prelijte preko piletine. Zagrijte, bez poklopca, na punoj temperaturi 1½ minute. Odbacite koru limete. Poslužite ukrašeno potočarkom, po želji.

Piletina u umaku od rakije s narančom

Služi 4

Pripremite kao piletinu u umaku od bijelog ruma s limetom, ali rum zamijenite rakijom, a limetu koricom naranče. Umjesto soka od naranče upotrijebite 60 ml/4 žlice piva od đumbira.

Bataki u roštilj umaku s dječjom tjesteninom

Služi 4

900 g/2 lb pilećih bataka
2 glavice luka nasjeckane
2 stabljike celera, nasjeckane
30 ml/2 žlice punozrnate gorušice
2,5 ml/½ žličice paprike
5 ml/1 žličica Worcestershire umaka
400 g/14 oz/1 velika konzerva nasjeckanih rajčica u soku od rajčice
125 g/4 oz/1 šalica bilo koje male tjestenine
7,5 ml/1½ žličice soli

Slažite batake, poput žbica kotača, u duboku posudu promjera 25 cm/10, s koščatim krajevima prema sredini. Pokrijte prozirnom folijom (plastičnom folijom) i zarežite je dva puta kako bi para izašla. Kuhajte na punoj temperaturi 8 minuta, okrećući posudu tri puta. U međuvremenu stavite povrće u zdjelu i umiješajte preostale sastojke. Izvadite posudu s piletinom iz mikrovalne pećnice, otkrijte i ulijte sok od kuhanja piletine u mješavinu povrća. Dobro promiješajte. Žlicom polagati batake. Poklopite kao prije i kuhajte na Punoj 15 minuta, okrećući posudu tri puta. Ostavite da odstoji 5 minuta prije posluživanja.

Piletina u meksičkom mole umaku

Služi 4

4 pileća prsa bez kostiju, 175 g/6 oz svaka, bez kože
30 ml/2 žlice kukuruznog ulja
1 velika glavica luka sitno nasjeckana
1 zelena (babura) paprika, očišćena od sjemenki i nasjeckana
1 češanj češnjaka, zgnječen
30 ml/2 žlice glatkog (višenamjenskog) brašna
3 cijela klinčića
1 list lovora
2,5 ml/½ žličice mljevenog cimeta
5 ml/1 žličica soli
150 ml/¼ pt/2/3 šalice soka od rajčice
50 g/2 oz/½ šalice obične (poluslatke) čokolade, izlomljene na komadiće
175 g/6 oz/¾ šalice riže dugog zrna, kuhane
15 ml/1 žlica maslaca od češnjaka

Poredajte piletinu oko ruba duboke posude promjera 20 cm/8. Pokrijte prozirnom folijom (plastičnom folijom) i zarežite je dva puta kako bi para izašla. Kuhajte na punoj temperaturi 6 minuta. Ostavite da odstoji dok pripremate umak. U zasebnoj posudi zagrijte ulje, nepoklopljeno, na Full 1 minutu. Umiješajte luk, zelenu papriku i češnjak. Kuhajte bez poklopca na punoj temperaturi 3 minute, dva puta miješajući. Umiješajte brašno, zatim klinčiće, lovorov list, cimet, sol i sok od rajčice. Kuhajte bez poklopca na punoj temperaturi 4 minute, miješajući svaku minutu. Izvadite iz mikrovalne. Dodati čokoladu i dobro promiješati. Kuhajte nepoklopljeno na punoj temperaturi 30 sekundi. Otklopite piletinu i premažite je ljutim umakom. Pokrijte kao prije i kuhajte na punoj temperaturi 8 minuta. Ostavite da odstoji 5 minuta. Poslužite s rižom, naribanom vilicom s maslacem od češnjaka.

Pileća krilca u umaku za roštilj s dječjom tjesteninom

Služi 4

Pripremite kao batake u roštilj umaku s baby tjesteninom, ali batake zamijenite pilećim krilcima.

Jambalaya od piletine

Za 3–4 porcije

Hotfoot iz Louisiane ovo je fantastično jelo od riže i piletine, rođak paelle.

2 pileća prsa bez kostiju
50 g/2 oz/¼ šalice maslaca ili margarina
2 velika luka, nasjeckana
1 crvena (babura) paprika, očišćena od sjemenki i nasjeckana
4 stabljike celera, nasjeckane
2 zgnječena češnja češnjaka
225 g/8 oz/1 šalica riže dugog zrna koja se lako kuha
400 g/14 oz/1 velika konzerva nasjeckanih rajčica u soku od rajčice
10–15 ml/2–3 žličice soli

Poredajte piletinu oko ruba duboke posude promjera 25 cm/10 cm. Pokrijte prozirnom folijom (plastičnom folijom) i zarežite je dva puta kako bi para izašla. Kuhajte na punoj temperaturi 7 minuta. Ostavite stajati 2 minute. Piletinu prebacite na dasku i narežite na kockice. Ulijte sok od kuhanja piletine u vrč i rezervirajte. Operite i osušite posudu, dodajte maslac i otopite ga bez poklopca na Punoj 1½ minute. Umiješajte odvojenu tekućinu, piletinu, pripremljeno povrće, češnjak, rižu i rajčice. Začinite solju po ukusu. Pokrijte kao prije i kuhajte na Punoj 20-25 minuta dok se zrna riže ne osuše i upiju svu vlagu. Pustite da odstoji 5 minuta, nabijte vilicom i odmah poslužite.

Turska Jambalaya

Za 3–4 porcije

Pripremite kao pileću Jambalayu, ali piletinu zamijenite purećim prsima.

Piletina s kestenom

Služi 4

25 g/1 oz/2 žlice maslaca ili margarina

2 velika luka, oguljena i naribana

430 g/15 oz/1 velika limenka nezaslađenog kesten pirea

2,5 ml/½ žličice soli

4 pileća prsa bez kože i kostiju, 175 g/6 oz svaka

3 rajčice, blanširane, oguljene i narezane na ploške

30 ml/2 žlice nasjeckanog peršina

Crveni kupus i kuhani krumpir, za posluživanje

U duboku posudu promjera 20 cm/8 stavite maslac ili margarin. Otopite, bez poklopca, na odmrzavanju 1½ minute. Umiješajte luk. Kuhajte nepoklopljeno na punoj temperaturi 4 minute. Žlicom dodajte pire od kestena i sol te glatko izmiješajte, dobro sjedinivši s lukom. Rasporedite u ravnomjernom sloju po dnu posude i posložite pileća prsa po vrhu oko ruba posude. Po vrhu stavite kriške rajčice i pospite peršinom. Pokrijte prozirnom folijom (plastičnom folijom) i zarežite je dva puta kako bi para izašla. Kuhajte na punoj 15 minuta, okrećući posudu tri puta. Ostavite stajati 4 minute. Poslužite s crvenim kupusom i krumpirom.

Gumbo od piletine

Poslužuje 6

Križanac juhe i gulaša, Gumbo je južnjačka udobnost i jedan od najboljih izvoznih proizvoda Louisiane. Osnova mu je bamija (ženski prstići) i smeđi roux, uz dodatak povrća, začina, temeljca i piletine.

50 g/2 oz/¼ šalice maslaca

50 g/2 oz/½ šalice glatkog (višenamjenskog) brašna

900 ml/1½ boda/3¾ šalice vrućeg pilećeg temeljca

350 g/12 oz bamije (ženski prstići), s vrhom i repom

2 velike glavice luka sitno nasjeckane

2 zgnječena češnja češnjaka

2 velike stabljike celera, tanko narezane

1 zelena (babura) paprika, očišćena od sjemenki i nasjeckana

15–20 ml/3–4 žličice soli

10 ml/2 žličice mljevenog korijandera (cilantra)

5 ml/1 žličica kurkume

5–10 ml/1–2 žličice mljevene pimente

30 ml/2 žlice soka od limuna

2 lista lovora

5–10 ml/1–2 žličice umaka od ljutih papričica

450 g/1 lb/4 šalice kuhane piletine, nasjeckane

175 g/6 oz/¾ šalice riže dugog zrna, kuhane

Stavite maslac u vatrostalnu posudu od 2,5 litara/4½ pt/11 šalica (nizozemska pećnica). Zagrijte nepoklopljeno na punoj temperaturi 2 minute. Umiješajte brašno. Kuhajte bez poklopca na punoj temperaturi 7 minuta, miješajući svaku minutu, dok smjesa ne postane svijetlo smeđa rumena, boje dobro pečenog biskvita (kolačića). Postupno umiješajte vrući temeljac. Svaku bamiju narežite na osam dijelova i dodajte u lonac sa svim preostalim sastojcima osim piletine i riže. Pokrijte prozirnom folijom (plastičnom folijom) i zarežite je dva puta kako bi para izašla. Kuhajte na punoj temperaturi 15 minuta. Umiješajte piletinu. Pokrijte kao prije i kuhajte na punoj temperaturi 15 minuta. Ostavite da odstoji 5 minuta. Promiješajte i ulijte u zdjelice za juhu. Svakoj dodajte brdo riže.

Puretina Gumbo

Poslužuje 6

Pripremite kao Chicken Gumbo, ali piletinu zamijenite kuhanom puretinom.

Pileća prsa s podlogom od smeđe naranče

Služi 4

60 ml/4 žlice džema od naranče (konzervirati) ili sitno narezane marmelade

15 ml/1 žlica sladnog octa

15 ml/1 žlica soja umaka

1 češanj češnjaka, zgnječen

2,5 ml/½ žličice mljevenog đumbira

7,5 ml/1½ žličice kukuruznog brašna (kukuruzni škrob)

4 pileća prsa bez kostiju, 200 g/7 oz svaka, bez kože

Kineski rezanci, kuhani

Pomiješajte sve sastojke osim piletine i rezanaca u manjoj posudi. Zagrijte, nepokriveno, na punoj temperaturi 50 sekundi. Poredajte pileća prsa oko ruba duboke posude promjera 20 cm/8. Žlicom prelijte pola temeljca. Pokrijte tanjurom i kuhajte na Punoj 8 minuta uz dva puta okretanje posude. Okrenite prsa i premažite ih preostalom pastom. Pokrijte kao prije i kuhajte na punom još 8 minuta. Ostavite da odstoji 4 minute, a zatim poslužite s kineskim rezancima.

Piletina u kremastom umaku od papra

Poslužuje 6

37

25 g/1 oz/2 žlice maslaca ili margarina

1 manja glavica luka sitno nasjeckana

4 pileća prsa bez kostiju

15 ml/1 žlica kukuruznog brašna (kukuruzni škrob)

30 ml/2 žlice hladne vode

15 ml/1 žlica pirea od rajčice (pasta)

20–30 ml/4–6 žličica madagaskarskog zelenog papra u bocama ili

konzervama

150 ml/¼ pt/2/3 šalice kiselog (mliječnog kiselog) vrhnja

5 ml/1 žličica soli

275 g/10 oz/1¼ šalice riže dugog zrna, kuhane

U duboku posudu promjera 20 cm/8 stavite maslac ili margarin. Otopite, nepokriveno, na Full 45-60 sekundi. Dodajte luk. Kuhajte nepoklopljeno na punoj temperaturi 2 minute. Pileća prsa narežite poprečno na 2,5 cm/1 široke trake. Dobro izmiješajte u maslac i luk. Pokrijte prozirnom folijom (plastičnom folijom) i zarežite je dva puta kako bi para izašla. Kuhajte na punoj 6 minuta, okrećući posudu tri puta. Za to vrijeme kukuruzno brašno glatko pomiješajte s hladnom vodom. Umiješajte sve preostale sastojke osim riže. Pomiješajte s piletinom i lukom, pomaknite smjesu na rubove posude i ostavite malu udubinu u sredini. Poklopite kao i prije i kuhajte na Punoj 8 minuta, okrećući posudu četiri puta. Ostavite stajati 4 minute. Promiješajte prije posluživanja s rižom.

Puretina u kremastom umaku od papra

Poslužuje 6

Pripremite kao piletinu u kremastom umaku od papra, ali piletinu zamijenite purećim prsima.

Šumska piletina

Služi 4

4 pileće četvrtine s kožom, svaka od 225 g/8 oz

30 ml/2 žlice kukuruznog ili suncokretovog ulja

175 g/6 oz prugastih komadića slanine (šnite), nasjeckanih

1 glavica luka nasjeckana

175 g šampinjona, narezanih na ploške

300 ml/½ pt/1¼ šalice propasiranih rajčica (passata)

15 ml/1 žlica smeđeg octa

15 ml/1 žlica soka od limuna

30 ml/2 žlice svijetlog mekanog smeđeg šećera

5 ml/1 žličica pripremljene gorušice

30 ml/2 žlice Worcestershire umaka

Nasjeckani listovi korijandra (cilantra) za ukrašavanje

Rasporedite piletinu oko ruba vatrostalne posude promjera 25 cm/10 (pećnica). Pokrijte prozirnom folijom (plastičnom folijom) i zarežite je dva puta kako bi para izašla. Ulijte ulje u zasebnu posudu i zagrijte, bez poklopca, na Punoj 1 minutu. Dodajte slaninu, luk i gljive. Kuhajte nepoklopljeno na punoj temperaturi 5 minuta. Umiješajte sve preostale sastojke. Poklopljenu piletinu kuhajte na Punoj 9 minuta, okrećući posudu dva puta. Otklopite i premažite smjesom od povrća. Poklopite kao prije i kuhajte na Punoj 10 minuta, okrećući posudu tri puta. Ostavite da odstoji 5 minuta. Prije posluživanja pospite korijanderom.

Piletina s jabukama i grožđicama

Služi 4

25 g/1 oz/2 žlice maslaca ili margarina

900 g/2 lb pilećih zglobova

2 glavice luka nasjeckane

3 Coxove jabuke, oguljene i nasjeckane

30 ml/2 žlice grožđica

1 češanj češnjaka, nasjeckan

30 ml/2 žlice glatkog (višenamjenskog) brašna

250 ml/8 tečnih oz/1 šalica za piće

2 goveđe temeljne kocke

2,5 ml/½ žličice suhe majčine dušice

Sol i svježe mljeveni crni papar

30 ml/2 žlice nasjeckanog peršina

Stavite maslac ili margarin u vatrostalnu posudu promjera 25 cm/10 (pećnica). Otopite, bez poklopca, na odmrzavanju 1–1½ minute. Dodajte piletinu. Pokrijte prozirnom folijom (plastičnom folijom) i zarežite je dva puta kako bi para izašla. Kuhajte na punoj temperaturi 8 minuta. Otklopite i okrenite piletinu. Pokrijte kao prije i kuhajte na punoj još 7 minuta. Otklopite i pospite lukom, jabukama, grožđicama i češnjakom. Glatko pomiješajte brašno s malo shandyja, zatim umiješajte preostali shandy. Izmrvite u kockice za umak, dodajte majčinu dušicu i začinite po želji. Preliti preko piletine. Pokrijte kao prije i kuhajte na punoj temperaturi 8 minuta dok tekućina ne počne mjehuriti i dok se malo ne zgusne. Ostavite da odstoji 5 minuta. Otklopite i pospite peršinom.

Piletina s kruškama i grožđicama

Služi 4

Pripremite kao piletinu s jabukama i grožđicama, ali jabuke zamijenite kruškama, a jabukovaču umjesto shandyja.

Piletina s grejpom

Služi 4

2 stabljike celera
30 ml/2 žlice maslaca ili margarina
1 velika glavica luka sitno naribana
4 velika pileća komada, ukupno 1 kg/2¼ lb, bez kože
Glatko (višenamjensko) brašno
1 veliki ružičasti grejp
150 ml/¼ pt/2/3 šalice bijelog ili ružičastog vina
30 ml/2 žlice pirea od rajčice (pasta)
1,5 ml/¼ žličice sušenog ružmarina
5 ml/1 žličica soli

Celer narežite poprečno na uske trakice. U duboku posudu promjera 25 cm/10 stavite maslac ili margarin. Otopite, nepokriveno, na Full 30 sekundi. Pomiješajte luk i celer. Kuhajte nepoklopljeno na punoj temperaturi 6 minuta. Piletinu lagano pospite brašnom, a zatim rasporedite po rubu posude. Pokrijte prozirnom folijom (plastičnom folijom) i zarežite je dva puta kako bi para izašla. Kuhajte na punoj temperaturi 10 minuta, okrećući posudu tri puta. U međuvremenu ogulite grejp i razdvojite ga na segmente tako što ćete zarezati između opni. Otklopite piletinu i pospite segmente grejpa. Umutiti vino s pireom od rajčice, ružmarinom i soli te preliti preko piletine. Pokrijte kao prije i kuhajte na punoj temperaturi 10 minuta. Ostavite da odstoji 5 minuta prije posluživanja.

Piletina po mađarski i miješano povrće

Služi 4

25 g/1 oz/2 žlice maslaca ili masti
2 velika luka, nasjeckana
1 mala zelena (babura) paprika
3 male tikvice (tikvice), tanko narezane
450 g/1 lb pilećih prsa bez kostiju, na kockice
15 ml/1 žlica paprike
45 ml/3 žlice pirea od rajčice (pasta)
150 ml/¼ pt/2/3 šalice kiselog (mliječnog kiselog) vrhnja
5–7,5 ml/1–1½ žličice soli

Maslac ili mast stavite u vatrostalnu posudu promjera 25 cm/10 (pećnica). Zagrijte, bez poklopca, na Odmrzavanje 1–1½ minute. Promiješajte luk. Kuhajte nepoklopljeno na punoj temperaturi 3 minute. Pomiješajte zelenu papriku, tikvice, piletinu, papriku i pire od rajčice. Pokrijte prozirnom folijom (plastičnom folijom) i zarežite je dva puta kako bi para izašla. Kuhajte na punoj temperaturi 5 minuta, okrećući posudu tri puta. Otkriti. Postupno dodajte kiselo vrhnje i sol. Pokrijte kao prije i kuhajte na punoj temperaturi 8 minuta. Ostavite da odstoji 5 minuta, zatim promiješajte i poslužite.

Piletina Bourguignonne

Poslužuje 6

Gurmansko glavno jelo, tradicionalnije napravljeno od govedine, ali lakše od piletine.

25 g/1 oz/2 žlice maslaca ili margarina

2 glavice luka nasjeckane

1 češanj češnjaka, zgnječen

750 g/1½ lb pilećih prsa, na kockice

30 ml/2 žlice kukuruznog brašna (kukuruzni škrob)

5 ml/1 žličica kontinentalnog senfa

2,5 ml/½ žličice suhe mješavine bilja

300 ml/½ pt/1¼ šalice bordo vina

225 g gljiva, tanko narezanih

5–7,5 ml/1–1½ žličice soli

45 ml/3 žlice nasjeckanog peršina

Stavite maslac ili margarin u vatrostalnu posudu promjera 25 cm/10 (pećnica). Otopite, bez poklopca, na odmrzavanju 1½ minute. Pomiješajte luk i češnjak. Pokrijte tanjurom i kuhajte na Punoj 3 minute. Otklopite i umiješajte piletinu. Pokrijte prozirnom folijom (plastičnom folijom) i zarežite je dva puta kako bi para izašla. Kuhajte na punoj temperaturi 8 minuta. Kukuruzno brašno i senf glatko pomiješajte s malo burgundca, a zatim umiješajte ostatak. Preliti preko piletine. Pospite gljivama i posolite. Pokrijte kao prije i kuhajte na Punoj 8-9 minuta, okrećući posudu četiri puta, dok se umak ne zgusne i ne počne mjehuriti. Ostavite da odstoji 5 minuta, zatim promiješajte i pospite peršinom prije posluživanja.

Fricassée od piletine

Poslužuje 6

Oživljavanje glavnog jela od piletine za posebne prigode iz dvadesetih
i tridesetih godina, koje se uvijek jede s bijelom rižom napuhanom
maslacem i pecenim rolnicama slanine. Treba veliku mikrovalnu
pećnicu.

1,5 kg/3 lb pilećih zglobova, bez kože
1 glavica luka, izrezana na 8 kolutova
2 veće stabljike celera, debelo narezane
1 manja mrkva, tanko narezana
2 debele kriške limuna
1 mali lovorov list
2 cijela klinčića
Grančice peršina
10 ml/2 žličice soli
300 ml/½ pt/1¼ šalice vruće vode
150 ml/¼ pt/2/3 šalice jednostruke (svijetle) kreme
40 g/1½ oz/3 žlice maslaca ili margarina
40 g/1½ oz/1½ žlice glatkog (višenamjenskog) brašna
Sok od 1 malog limuna
Sol i svježe mljeveni crni papar

Složite piletinu u vatrostalnu posudu promjera 30 cm/12 (pećnica).
Dodajte luk, celer i mrkvu u jelo s kriškama limuna, lovorovim listom,
klinčićima i 1 grančicom peršina. Pospite solju i dodajte vodu. Pokrijte

47

prozirnom folijom (plastičnom folijom) i zarežite je dva puta kako bi para izašla. Kuhajte na punoj 24 minute, okrećući posudu tri puta. Izvadite piletinu. Meso odvojite od kostiju i narežite na komade veličine zalogaja. Procijedite tekućinu iz posude i rezervirajte 300 ml/½ pt/1¼ šalice. Umiješajte vrhnje. Stavite maslac u veliku plitku posudu. Otopite, nepokriveno, na Full 1½ minute. Umiješajte brašno pa postupno umiješajte toplu smjesu temeljca i vrhnja. Kuhajte bez poklopca na punoj temperaturi 5-6 minuta, miješajući svaku minutu, dok se ne zgusne i ne počne mjehurići. Dodajte limunov sok, umiješajte piletinu i začinite po želji. Pokrijte kao prije i ponovno zagrijavajte na Full 5 minuta, okrećući posudu dva puta. Ostavite da odstoji 4 minute prije nego što ga ukrasite grančicama peršina i poslužite.

Fricassée od piletine s vinom

Poslužuje 6

Pripremite kao za Chicken Fricassée, ali upotrijebite samo 150 ml/¼ pt/2/3 šalice temeljca i dodajte 150 ml/¼ pt/2/3 šalice suhog bijelog vina.

Chicken Supreme

Poslužuje 6

Pripremite kao za pileći fricassée. Nakon zagrijavanja 5 minuta na kraju i stajanja, umiješajte 2 žumanjka pomiješana s dodatnih 15 ml/1 žlica vrhnja. Toplina od smjese će skuhati žumanjke.

Coq au Vin

Poslužuje 6

50 g/2 oz/¼ šalice maslaca ili margarina
1,5 kg/3 lb pilećih zglobova, bez kože
1 velika glavica luka sitno nasjeckana
1 češanj češnjaka, zgnječen
30 ml/2 žlice glatkog (višenamjenskog) brašna
300 ml/½ pt/1¼ šalice suhog crnog vina
1 goveđa temeljna kocka
5 ml/1 žličica soli
12 ljutika ili ukiseljenih glavica luka
60 ml/4 žlice nasjeckanog peršina
1,5 ml/¼ žličice suhe majčine dušice
Kuhani krumpir i prokulica, za posluživanje

Stavite maslac ili margarin u vatrostalnu posudu promjera 30 cm/12 (pećnica). Zagrijte nepoklopljeno na punoj temperaturi 1 minutu. Dodajte komade piletine i okrenite ih jednom tako da svi komadi budu premazani maslacem, ali neka budu u jednom sloju. Pokrijte prozirnom folijom (plastičnom folijom) i zarežite je dva puta kako bi para izašla. Kuhajte na punoj 15 minuta, okrećući posudu tri puta. Otklopite i pospite piletinu lukom i češnjakom. Brašno postupno glatko umiješati u vino, po potrebi miješati da se uklone grudice. Izmrvite temeljac u kocki i posolite. Prelijte vinsku mješavinu preko piletine. Okružite ljuticom ili lukom i pospite peršinom i majčinom dušicom. Poklopite kao i prije i kuhajte na Punoj 20 minuta, okrećući posudu tri puta. Ostavite stajati 6 minuta. Jedite s kuhanim krumpirom i prokulicama.

Coq au Vin s gljivama

Poslužuje 6

Pripremite kao za Coq au Vin, ali ljutiku ili ukiseljeni luk zamijenite 125 g šampinjona.

Coq au Cola

Poslužuje 6

Pripremite kao Coq au Vin, ali vino zamijenite colom kako bi jelo bilo prikladnije za djecu.

Bataki s devilled premazom

Služi 4

15 ml/1 žlica engleskog senfa u prahu
10 ml/2 žličice ljutog curry praha
10 ml/2 žličice paprike
1,5 ml/¼ žličice ljute kajenske paprike
2,5 ml/½ žličice soli
1 kg/2¼ lb pilećih bataka (oko 12)
45 ml/3 žlice maslaca od češnjaka

Pomiješajte senf, curry prah, papriku, kajensku papriku i sol. Koristite za premazivanje svih strana bataka. Složite u duboku posudu promjera 25 cm/10 kao žbice kotača, s krajevima s kostima prema sredini. Otopite maslac, bez poklopca, na Full 1 minutu. Batake premažite otopljenim maslacem. Pokrijte prozirnom folijom (plastičnom folijom) i zarežite je dva puta kako bi para izašla. Kuhajte na punoj 16 minuta, okrećući posudu dva puta.

Piletina Cacciatore

Poslužuje 6

Talijansko jelo, što u prijevodu znači 'lovačka kokoš'.

1,5 kg/3 lb komada piletine

15 ml/1 žlica maslinovog ulja

1 velika glavica luka sitno nasjeckana

1 češanj češnjaka, zgnječen

30 ml/2 žlice glatkog (višenamjenskog) brašna

5 rajčica, blanširanih, oguljenih i nasjeckanih

150 ml/¼ pt/2/3 šalice vrućeg temeljca

45 ml/3 žlice pirea od rajčice (pasta)

15 ml/1 žlica smeđeg stolnog umaka

125 g gljiva, narezanih na ploške

10 ml/2 žličice soli

10 ml/2 žličice tamnog mekanog smeđeg šećera

45 ml/3 žlice marsale ili srednje suhog šerija

Krem krumpir i miješana salata, za posluživanje

Stavite piletinu u vatrostalnu posudu promjera 30 cm/12 u (nizozemska pećnica). Pokrijte prozirnom folijom (plastičnom folijom) i zarežite je dva puta kako bi para izašla. Kuhajte na punoj temperaturi 15 minuta, okrećući posudu dva puta. U međuvremenu napravite umak na uobičajen način. Ulijte ulje u lonac i dodajte luk i češnjak. Lagano pržite (pirjajte) dok ne porumene. Umiješajte brašno, zatim dodajte rajčice, temeljac, pire i smeđi umak. Kuhajte uz miješanje dok umak ne zakipi i ne zgusne se. Umiješajte sve preostale sastojke i prelijte preko piletine. Poklopite kao i prije i kuhajte na Punoj 20 minuta, okrećući posudu tri puta. Ostavite da odstoji 5 minuta. Poslužite uz kremu od krumpira i miješanu salatu.

lovilica za piletinu

Poslužuje 6

Pripremite kao za Chicken Cacciatore, ali marsalu ili sherry zamijenite suhim bijelim vinom.

Pileći marengo

Poslužuje 6

Izumio ga je oko 1800. godine osobni kuhar Napoleona Bonapartea na bojnim poljima nakon austrijskog poraza u bitci kod Marenga, u blizini Verone u sjevernoj Italiji.

Pripremite kao za Chicken Cacciatore, ali koristite samo 50 g/2 oz gljiva i zamijenite suhim bijelim vinom za marsalu ili sherry. Kada umiješate sve preostale sastojke, dodajte 12-16 manjih crnih maslina bez koštica i 60 ml/4 žlice nasjeckanog peršina.

Piletina sa sezamom

Služi 4

50 g/2 oz/¼ šalice maslaca ili margarina, omekšalog
15 ml/1 žlica blage gorušice
5 ml/1 žličica pirea od češnjaka (pasta)
5 ml/1 žličica pirea od rajčice (pasta)
90 ml/6 žlica sezamovih sjemenki, lagano tostiranih
4 dijela piletine, svaka od 225 g/8 oz, bez kože

Umutite maslac ili margarin sa senfom i pireom od češnjaka i rajčice. Umiješajte sjemenke sezama. Smjesu ravnomjerno rasporedite po piletini. Složite u duboku posudu promjera 25 cm/10, ostavljajući udubinu u sredini. Kuhajte na punoj temperaturi 16 minuta, okrećući posudu četiri puta. Ostavite da odstoji 5 minuta prije posluživanja.

Zemaljski kapetan

Poslužuje 6

Istočnoindijski blagi pileći curry, koji je davno u južne države Sjeverne Amerike donio pomorski kapetan koji je mnogo putovao. To je u SAD-u postalo svojevrsni orijentalni standby.

50 g/2 oz/¼ šalice maslaca ili margarina

2 glavice luka nasjeckane

1 stabljika celera, nasjeckana

1,5 kg/3 lb pilećih zglobova, bez kože

15 ml/1 žlica glatkog (višenamjenskog) brašna

15 ml/1 žlica blagog curry praha

60 ml/4 žlice badema, blanširanih, oguljenih, prepolovljenih i lagano prženih

1 manja zelena (babura) paprika, očišćena od sjemenki i sitno nasjeckana

45 ml/3 žlice sultanije (zlatne grožđice)

10 ml/2 žličice soli

400 g/14 oz/1 velika konzerva nasjeckanih rajčica

5 ml/1 žličica šećera

275 g/10 oz/1¼ šalice riže dugog zrna, kuhane

Stavite maslac ili margarin u vatrostalnu posudu promjera 30 cm/12 (pećnica). Zagrijte nepoklopljeno na punoj temperaturi 1½ minute. Dodajte luk i celer i dobro promiješajte. Kuhajte bez poklopca na punoj temperaturi 3 minute, dva puta miješajući. Dodajte pileće komade i umiješajte maslac i mješavinu povrća dok se dobro ne prekriju. Pospite brašnom, curryjem, bademima, paprom i sultanijama. Pokrijte prozirnom folijom (plastičnom folijom) i zarežite je dva puta kako bi para izašla. Kuhajte na punoj temperaturi 8 minuta. Pomiješajte sol s rajčicama i šećerom. Otklopite piletinu i žlicom stavite rajčice. Poklopite kao i prije i kuhajte na Punoj 21 minutu, okrećući posudu dva puta. Ostavite da odstoji 5 minuta prije posluživanja s rižom.

Piletina u umaku od rajčice i kapara

Poslužuje 6

6 pilećih komada, svaki od 225 g/8 oz, bez kože

Glatko (višenamjensko) brašno

50 g/2 oz/¼ šalice maslaca ili margarina

3 komadića (šnite) slanine, nasjeckane

2 velika luka, nasjeckana

2 zgnječena češnja češnjaka

15 ml/1 žlica nasjeckanih kapara

400 g/14 oz/1 velika konzerva nasjeckanih rajčica

15 ml/1 žlica tamnog mekanog smeđeg šećera

5 ml/1 žličica suhe mješavine bilja

15 ml/1 žlica pirea od rajčice (pasta)

15 ml/1 žlica nasjeckanih listova bosiljka

15 ml/1 žlica nasjeckanog peršina

Pileće komade pospite brašnom. Stavite maslac ili margarin u vatrostalnu posudu promjera 30 cm/12 (pećnica). Zagrijte nepoklopljeno na punoj temperaturi 2 minute. Umiješajte slaninu, luk, klinčiće i kapare. Kuhajte bez poklopca na punoj temperaturi 4 minute, dvaput miješajući. Dodajte piletinu i miješajte dok se dobro ne prekrije mješavinom maslaca ili margarina. Pokrijte prozirnom folijom (plastičnom folijom) i zarežite je dva puta kako bi para izašla. Kuhajte na punoj temperaturi 12 minuta, okrećući posudu tri puta. Otklopite i dodajte preostale sastojke, dobro promiješajte. Pokrijte kao prije i kuhajte na punoj temperaturi 18 minuta. Ostavite da odstoji 6 minuta prije posluživanja.

Pileće paprike

Služi 4

Izgovara se paprikaš, ova pileća fantazija rođak je gulaša ili gulaša,
jednog od najpoznatijih mađarskih jela.

1,5 kg/3 lb komada piletine
1 veliki luk, nasjeckan
1 zelena (babura) paprika, očišćena od sjemenki i nasjeckana
1 češanj češnjaka, zgnječen
30 ml/2 žlice kukuruznog ulja ili otopljene svinjske masti
45 ml/3 žlice glatkog (višenamjenskog) brašna
15 ml/1 žlica paprike
300 ml/½ pt/1¼ šalice toplog pilećeg temeljca
30 ml/2 žlice pirea od rajčice (pasta)
5 ml/1 žličica tamnog mekog smeđeg šećera
2,5 ml/½ žličice sjemenki kima
5 ml/1 žličica soli
150 ml/5 tečnih oz/2/3 šalice crème fraîche
Mali oblici tjestenine, kuhani

Stavite komade piletine u vatrostalnu posudu promjera 30 cm/12 u (pećnica). Pokrijte prozirnom folijom (plastičnom folijom) i zarežite je dva puta kako bi para izašla. Kuhajte na punoj temperaturi 15 minuta, okrećući posudu dva puta. U međuvremenu napravite umak na uobičajen način. Luk, papriku, češnjak i ulje stavite u lonac (tavu) i lagano pržite (pirjajte) dok povrće ne omekša, ali ne porumeni. Umiješajte brašno i papriku pa postupno umiješajte temeljac. Pustite da zavrije uz miješanje. Umiješajte preostale sastojke osim crème fraîche i tjestenine. Otklopite piletinu i premažite je umakom, poradite na malo soka koji je već u jelu. Prelijte žlicama crème fraîche. Poklopite kao i prije i kuhajte na Punoj 20 minuta, okrećući posudu tri puta. Poslužite uz sitnu tjesteninu.

Shades-of-the-East Chicken

Poslužuje 6–8

Indijski i indonezijski utjecaji i okusi sjedinjuju se u ovom izvanredno velikom receptu za piletinu.

15 ml/1 žlica ulja od kikirikija

3 srednje glavice luka, nasjeckane

2 zgnječena češnja češnjaka

900 g/2 lb pilećih prsa bez kostiju, oguljenih i narezanih na uske trakice

15 ml/1 žlica kukuruznog brašna (kukuruzni škrob)

60 ml/4 žlice hrskavog maslaca od kikirikija

150 ml/¼ pt/2/3 šalice vode

7,5 ml/1½ žličice soli

10 ml/2 žličice blage curry paste

2,5 ml/½ žličice mljevenog korijandera (cilantra)

2,5 ml/½ žličice mljevenog đumbira

Sjemenke 5 mahuna kardamoma

60 ml/4 žlice slanog kikirikija, grubo nasjeckanog

2 rajčice, izrezane na kriške

Zagrijte ulje u vatrostalnoj posudi promjera 25 cm/10 (nizozemska pećnica), bez poklopca, na punoj temperaturi 1 minutu. Dodajte luk i češnjak i kuhajte, nepoklopljeno, na punoj temperaturi 3 minute, dva puta miješajući. Umiješajte piletinu i kuhajte nepoklopljeno na punoj temperaturi 3 minute, miješajući vilicom svake minute da se odvoji. Pospite kukuruznim brašnom. Umiješajte sve preostale sastojke osim kikirikija i rajčice. Pokrijte prozirnom folijom (plastičnom folijom) i zarežite je dva puta kako bi para izašla. Kuhajte na punoj temperaturi 19 minuta, okrećući posudu četiri puta. Ostavite da odstoji 5 minuta. Prije posluživanja promiješajte i ukrasite kikirikijem i kriškama rajčice.

Nasi Goreng

Poslužuje 6

Nizozemsko-indonezijski specijalitet.

175 g/6 oz/¾ šalice riže dugog zrna za jednostavno kuhanje

50 g/2 oz/¼ šalice maslaca ili margarina

2 glavice luka nasjeckane

2 poriluka, samo bijeli dio, vrlo tanko narezati

1 zeleni čili, bez sjemenki i nasjeckan (po želji)

350 g/12 oz/3 šalice hladno kuhane piletine, grubo nasjeckane

30 ml/2 žlice soja umaka

1 klasični omlet, narezan na trakice

1 veća rajčica, izrezana na kriške

Skuhajte rižu prema uputama na pakiranju. Ostaviti da se ohladi.
Stavite maslac ili margarin u vatrostalnu posudu promjera 25 cm/10
(pećnica). Zagrijte nepoklopljeno na punoj temperaturi 1 minutu.
Pomiješajte luk, poriluk i čili, ako koristite. Kuhajte nepoklopljeno na
punoj temperaturi 4 minute. Umiješajte rižu, piletinu i soja umak.
Pokrijte tanjurom i kuhajte na Punoj 6-7 minuta, miješajući tri puta,
dok ne postane vruće. Ukrasite trakicama omleta i kriškama rajčice.

Pečena puretina

POSLUŽIVANJE 6

1 puretina, veličina prema potrebi (dopusti 350 g/12 oz) nekuhane težine po osobi)
Baste

Pokrijte vrhove krila i krajeve nogu folijom. Stavite puricu, s prsima prema dolje, u posudu dovoljno veliku da u nju udobno stane ptica. Ne brinite ako se tijelo popne iznad ruba. Pokrijte prozirnom folijom (plastičnom folijom) i probušite 4 puta. Pecite na punoj temperaturi 4 minute po 450 g/1 lb. Izvadite iz pećnice i pažljivo okrenite pticu tako da prsa sada budu na vrhu. Deblje namažite pastom, koristeći onu na bazi masti ako je ptica obična i onu bez masti ako se purica sama namaže. Pokrijte kao prije i kuhajte na Punoj još 4 minute po 450 g/1 lb. Prebacite u posudu za rezanje i pokrijte folijom. Ostavite da odstoji 15 minuta pa izrežite.

španjolska Turska

Služi 4

30 ml/2 žlice maslinovog ulja

4 komada purećih prsa bez kostiju, svaki od 175 g/6 oz

1 glavica luka nasjeckana

12 punjenih maslina nasjeckanih

2 tvrdo kuhana (tvrdo kuhana) jaja (stranice 98–9), oljuštena i

nasjeckana

30 ml/2 žlice nasjeckanih kornišona

2 rajčice, tanko narezane

Zagrijte ulje u dubokoj posudi promjera 20 cm/8, nepoklopljeno, na punoj temperaturi 1 minutu. Dodajte puretinu i dobro promiješajte u ulju da dobro prekrije obje strane. Pomiješajte luk, masline, jaja i kornišone i jednako žlicom dodajte na puretinu. Ukrasite kriškama rajčice. Pokrijte prozirnom folijom (plastičnom folijom) i zarežite je dva puta kako bi para izašla. Kuhajte na punoj temperaturi 15 minuta, okrećući posudu pet puta. Ostavite da odstoji 5 minuta prije posluživanja.

Pureći takosi

Služi 4

Za tacose:

450 g/1 lb/4 šalice mljevene puretine

1 manja glavica luka nasjeckana

2 zgnječena češnja češnjaka

5 ml/1 žličica sjemenki kumina, mljevenih po želji

2,5–5 ml/½–1 žličice čilija u prahu

30 ml/2 žlice nasjeckanog lišća korijandra (cilantra).

5 ml/1 žličica soli

60 ml/4 žlice vode

4 velike kupovne tortilje

Narezana zelena salata

Za ukras od avokada:

1 veliki zreli avokado

15–20 ml/3–4 žličice kupovne vruće salse

Sok od 1 limete

Sol

60 ml/4 žlice kiselog (mliječnog) vrhnja

Da biste napravili tacose, pokrijte dno posude promjera 20 cm/8 s puretinom. Pokrijte tanjurom i kuhajte na Punoj 6 minuta. Vilicom izlomite zrnca mesa. Umiješajte sve preostale sastojke osim tortilja i zelene salate. Pokrijte prozirnom folijom (plastičnom folijom) i zarežite je dva puta kako bi para izašla. Kuhajte na punoj temperaturi 8 minuta, okrećući posudu četiri puta. Ostavite stajati 4 minute. Temeljito promiješajte. Na tortilje nanesite jednake količine smjese od puretine, dodajte malo zelene salate i zarolajte. Prebacite u posudu i držite na toplom.

Za preljev od avokada prepolovite avokado, izdubite mu meso i dobro ga zgnječite. Umiješajte salsu, sok limete i sol. Prebacite tacose na četiri zagrijana tanjura, svaki prelijte mješavinom avokada i 15 ml/1 žlicom kiselog vrhnja. Jedite odmah.

Palačinke Tacos

Služi 4

Pripremite kao pureće tacose, ali umjesto kupovnih tortilja zamijenite četiri velike domaće palačinke.

Pureća štruca

Služi 4

450 g/1 lb sirove mljevene (mljevene) puretine
1 češanj češnjaka, zgnječen
30 ml/2 žlice glatkog (višenamjenskog) brašna
2 velika jaja, istučena
10 ml/2 žličice soli
10 ml/2 žličice suhe majčine dušice
5 ml/1 žličica Worcestershire umaka
20 ml/4 žličice mljevenog muškatnog oraščića
Krumpir u jakni
Kuhana cvjetača
Umak od sira

Pomiješajte puretinu, češnjak, brašno, jaja, sol, timijan, Worcestershire umak i muškatni oraščić. Vlažnim rukama oblikujte štrucu veličine 15 cm. Premjestite u dublju posudu, pokrijte prozirnom folijom (plastičnom folijom) i dva puta zarežite kako bi para izašla. Kuhajte na punoj temperaturi 9 minuta. Ostavite da odstoji 5 minuta. Narežite na četiri dijela i poslužite s krumpirom u ljusci i cvjetačom, prelivene umakom od sira i zapečene na konvencionalni način pod roštiljem (broiler).

Anglo-Madras Puretina Curry

Služi 4

Koristan recept za iskoristiti ostatke božićne purice.

30 ml/2 žlice kukuruznog ili suncokretovog ulja

1 veliki luk, vrlo tanko narezan

1 češanj češnjaka, zgnječen

30 ml/2 žlice grožđica

30 ml/2 žlice osušenog (naribanog) kokosa

25 ml/1½ žlice glatkog (višenamjenskog) brašna

20 ml/4 žličice ljutog curry praha

300 ml/½ pt/1¼ šalice kipuće vode

30 ml/2 žlice jednostruke (lagane) kreme

2,5 ml/½ žličice soli

Sok od ½ limuna

350 g/12 oz/3 šalice hladne kuhane puretine, narezane na kocke

Indijski kruh, miješana salata i ajvar, za posluživanje

Stavite ulje u posudu od 1,5 litara/2½ pt/6 šalica s lukom, češnjakom, grožđicama i kokosom. Dobro promiješajte. Kuhajte nepoklopljeno na punoj temperaturi 3 minute. Pomiješajte brašno, curry prah, vodu, vrhnje, sol, limunov sok i puretinu. Pokrijte tanjurom i kuhajte na Punoj 6-7 minuta, dvaput miješajući, dok se curry ne zgusne i ne počne mjehurići. Ostavite stajati 3 minute. Promiješajte i poslužite uz indijski kruh, salatu i ajvar.

Pureći curry s voćem

Služi 4

30 ml/2 žlice maslaca ili margarina

10 ml/2 žličice maslinovog ulja

2 glavice luka nasjeckane

15 ml/1 žlica blagog curry praha

30 ml/2 žlice glatkog (višenamjenskog) brašna

150 ml/¼ pt/2/3 šalice jednostruke (svijetle) kreme

90 ml/6 žlica običnog jogurta na grčki način

1 češanj češnjaka, zgnječen

30 ml/2 žlice pirea od rajčice (pasta)

5 ml/1 žličica garam masale

5 ml/1 žličica soli

Sok od 1 male limete

4 jestive (desertne) jabuke, oguljene, očišćene od jezgre, narezane na četvrtine i tanko narezane

30 ml/2 žlice bilo kojeg voćnog ajvara

450 g/1 lb/4 šalice hladne kuhane puretine, narezane na kocke

Stavite maslac ili margarin i ulje u vatrostalnu posudu promjera 25 cm/10 (pećnica). Zagrijte nepoklopljeno na punoj temperaturi 1½ minute. Umiješajte luk. Kuhajte bez poklopca na punoj temperaturi 3 minute, dva puta miješajući. Umiješajte curry, brašno, vrhnje i jogurt. Kuhajte nepoklopljeno na punoj temperaturi 2 minute. Dodajte sve preostale sastojke. Pokrijte tanjurom i kuhajte na punoj temperaturi 12-14 minuta, miješajući svakih 5 minuta, dok ne postane vruće.

Pureća pita od kruha i maslaca

Služi 4

75 g/3 oz/3/8 šalice maslaca ili margarina

60 ml/4 žlice ribanog parmezana

2,5 ml/½ žličice suhe majčine dušice

1,5 ml/¼ žličice sušene kadulje

5 ml/1 žličica naribane kore limuna

4 velike kriške bijelog ili crnog kruha

1 glavica luka nasjeckana

50 g gljiva, narezanih na ploške

45 ml/3 žlice glatkog (višenamjenskog) brašna

300 ml/½ pt/1¼ šalice toplog pilećeg temeljca

15 ml/1 žlica soka od limuna

45 ml/3 žlice jednostruke (lagane) kreme

225 g/8 oz/2 šalice hladno kuhane piletine, narezane na kocke

Sol i svježe mljeveni crni papar

Pola maslaca ili margarina namažite sirom, majčinom dušicom, kaduljom i koricom limuna. Premažite preko kruha, pa svaku krišku izrežite na četiri trokuta. U duboku posudu promjera 20 cm/8 stavite ostatak maslaca ili margarina. Zagrijte nepoklopljeno na punoj temperaturi 1½ minute. Dodajte luk i gljive. Kuhajte bez poklopca na punoj temperaturi 3 minute, dva puta miješajući. Umiješajte brašno pa postupno umiješajte temeljac, limunov sok i vrhnje. Umiješajte piletinu i začinite po želji. Pokrijte tanjurom i zagrijavajte na punoj temperaturi 8 minuta, miješajući tri puta, dok se ne zagrije. Izvadite iz mikrovalne. Na vrh stavite trokute kruha namazane maslacem i zapecite pod vrućim roštiljem (broileri).

Tepsija od puretine i riže s nadjevom

Poslužuje 4–5

225 g/8 oz/1 šalica riže dugog zrna koja se lako kuha
300 ml/10 tečnih oz/1 limenka kondenzirane krem juhe od gljiva
300 ml/½ pt/1¼ šalice kipuće vode
225 g/8 oz/2 šalice kukuruza šećerca (kukuruz)
50 g/2 oz/½ šalice nasjeckanih neslanih orašastih plodova
175 g/6 oz/1½ šalice kuhane puretine, narezane na kockice
50 g/2 oz hladnog nadjeva, na kockice
Salata od kupusa, za posluživanje

Stavite sve sastojke osim nadjeva u posudu od 1,75 litara/3 pt/7½ šalice. Temeljito promiješajte. Pokrijte prozirnom folijom (plastičnom folijom) i zarežite je dva puta kako bi para izašla. Kuhajte na punoj temperaturi 25 minuta. Otklopite i promiješajte vilicom da se riža rahla. Prelijte hladnim nadjevom. Pokrijte tanjurom i kuhajte na Punoj 2 minute. Ostavite stajati 4 minute. Opet napuhajte i jedite uz salatu od kupusa.

Pureća prsa s glazurom od naranče

Poslužuje 4–6

Za male obitelji koje žele svečani obrok s minimalnim ostacima.

40 g/1½ oz/3 žlice maslaca

15 ml/1 žlica kečapa od rajčice (catsup)

10 ml/2 žličice crnog melase (melase)

5 ml/1 žličica paprike

5 ml/1 žličica Worcestershire umaka

Sitno naribana kora 1 satsuma ili klementine

Prstohvat mljevenog klinčića

1,5 ml/¼ žličice mljevenog cimeta

1 cijela pureća prsa, oko 1 kg/2¼ lb

Sve sastojke osim puretine dobro sjediniti u jelu. Zagrijte, bez poklopca, na Odmrzavanje 1 minutu. Stavite pureća prsa u posudu promjera 25 cm/10 (u pećnici) i premažite ih polovicom temeljca. Pokrijte prozirnom folijom (plastičnom folijom) i zarežite je dva puta kako bi para izašla. Kuhajte na punoj temperaturi 10 minuta. Okrenite pureća prsa i premažite ih preostalom korom. Poklopite kao prije i kuhajte na Punoj još 10 minuta, okrećući posudu tri puta. Ostavite da odstoji 7-10 minuta prije rezanja.

Slatko-kisela patka

Služi 4

1 patka, oko 2,25 kg/5 lb, oprana i osušena
45 ml/3 žlice ajvara od manga
Klice graha
175 g/6 oz/³⁄₄ šalice smeđe riže, kuhane

Stavite patku naopako na preokrenuti tanjur za čaj koji stoji u vatrostalnoj posudi promjera 25 cm/10 (u pećnici). Pokrijte prozirnom folijom (plastičnom folijom) i zarežite je dva puta kako bi para izašla. Kuhajte na punoj temperaturi 20 minuta. Otklopite i pažljivo odlijte masnoću i sok. Okrenite patku i namažite prsa ajvaricom. Pokrijte kao prije i kuhajte na punoj temperaturi još 20 minuta. Prerežite na četiri dijela i poslužite s klicama graha i rižom.

Kantonska patka

Služi 4

45 ml/3 žlice glatkog džema od marelica (sačuvati)
30 ml/2 žlice kineskog rižinog vina
10 ml/2 žličice blago izrađene gorušice
5 ml/1 žličica soka od limuna
10 ml/2 žličice soja umaka
1 patka, oko 2,25 kg/5 lb, oprana i osušena

Stavite džem od marelica, rižino vino, senf, limunov sok i sojin umak u malu posudu. Zagrijte na punoj temperaturi 1–1½ minute, dva puta miješajući. Stavite patku naopako na preokrenuti tanjur za čaj koji stoji u vatrostalnoj posudi promjera 25 cm/10 (u pećnici). Pokrijte prozirnom folijom (plastičnom folijom) i zarežite je dva puta kako bi para izašla. Kuhajte na punoj temperaturi 20 minuta. Otklopite i pažljivo odlijte masnoću i sok. Okrenite patku i premažite prsa temeljcem od marelice. Pokrijte kao prije i kuhajte na punoj temperaturi 20 minuta. Izrežite na četiri dijela i poslužite.

Patka s umakom od naranče

Služi 4

Luksuz visoke klase, lako se priprema u mikrovalnoj pećnici u djeliću vremena koje bi inače trebalo. Ukrasite potočarkom i svježim kriškama naranče za središnji dio zabave.

1 patka, oko 2,25 kg/5 lb, oprana i osušena

Za umak:

Sitno naribana kora 1 veće naranče

Sok od 2 naranče

30 ml/2 žlice sitno narezane marmelade od limuna

15 ml/1 žlica želea od crvenog ribiza (prozirna konzerva)

30 ml/2 žlice likera od naranče

5 ml/1 žličica soja umaka

10 ml/2 žličice kukuruznog brašna (kukuruzni škrob)

Stavite patku naopako na preokrenuti tanjur za čaj koji stoji u vatrostalnoj posudi promjera 25 cm/10 (u pećnici). Pokrijte prozirnom folijom (plastičnom folijom) i zarežite je dva puta kako bi para izašla. Kuhajte na punoj temperaturi 20 minuta. Otklopite i pažljivo odlijte masnoću i sok. Okrenite patku. Pokrijte kao prije i kuhajte na punoj temperaturi 20 minuta. Prerežite na četiri dijela, prebacite u posudu za posluživanje i držite na toplom. Skinite masnoću od soka od kuhanja.

Za pripremu umaka stavite sve sastojke osim kukuruznog brašna u mjernu posudu. Dodajte obrani sok od kuhanja. Nadopunite vrućom vodom do 300 ml/½ pt/1¼ šalice. Kukuruzno brašno pomiješajte u rijetku smjesu s nekoliko žlica hladne vode. Dodajte u vrč i dobro promiješajte. Kuhajte bez poklopca na punoj temperaturi 4 minute, miješajući tri puta. Prelijte preko patke i odmah poslužite.

Patka u francuskom stilu

Služi 4

1 patka, oko 2,25 kg/5 lb, oprana i osušena
12 suhih šljiva bez koštica
1 stabljika celera, sitno nasjeckana
2 zgnječena češnja češnjaka

Za umak:
300 ml/½ pt/1¼ šalice suhog jabukovače
5 ml/1 žličica soli
10 ml/2 žličice pirea od rajčice (pasta)
30 ml/2 žlice crème fraîche
15 ml/1 žlica kukuruznog brašna (kukuruzni škrob)
Kuhane taljatele, za posluživanje

Stavite patku naopako na preokrenuti tanjur za čaj koji stoji u vatrostalnoj posudi promjera 25 cm/10 (u pećnici). Oko patke posipajte suhe šljive, celer i češnjak. Posudu prekrijte prozirnom folijom (plastičnom folijom) i dvaput je zarežite kako bi para izašla. Kuhajte na punoj temperaturi 20 minuta. Otklopite i pažljivo odlijte te sačuvajte masnoću i sokove. Okrenite patku. Pokrijte kao prije i kuhajte na punoj temperaturi 20 minuta. Prerežite na četiri dijela, prebacite u posudu za posluživanje i držite na toplom. Skinite masnoću od soka od kuhanja.

Za pripremu umaka stavite jabukovaču u mjerni vrč. Umiješajte sol, pire od rajčice, crème fraîche, obrani sok od kuhanja i kukuruzno brašno. Kuhajte bez poklopca na punoj temperaturi 4-5 minuta dok se ne zgusne i ne počne mjehurići, miješajući svake minute. Prelijte preko patke i suhih šljiva i popratite tagliatelle.

Stavite spoj, kožom prema gore, na posebnu podlogu za mikrovalnu pećnicu koja stoji u velikoj posudi. Pokrijte komadom prozirne folije (plastične folije). Za svakih 450 g/1 lb dopustite sljedeća vremena kuhanja:

- Svinjetina - 9 minuta

- Šunka – 9 minuta

- Janjetina – 9 minuta

- Govedina - 6-8 minuta

Okrenite posudu svakih 5 minuta za ravnomjerno pečenje, zaštitite ruke rukavicama za pećnicu. Ostavite da se odmori 5-6 minuta na polovici vremena pečenja. Na kraju pečenja premjestite zalogaj na dasku za rezanje i prekrijte dvostrukom debljinom folije. Ostavite da se odmori 5-8 minuta, ovisno o veličini, prije rezanja.

Slatko-kiseli svinjski kotleti s narančom i limetom

Služi 4

4 svinjska kotleta, 175 g/6 oz svaki nakon rezanja
60 ml/4 žlice kečapa od rajčice (catsup)
15 ml/1 žlica teriyaki umaka
20 ml/4 žličice sladnog octa
5 ml/1 žličica sitno naribane kore limete
Sok od 1 naranče
1 režanj češnjaka, zgnječen (po želji)
350 g/12 oz/1½ šalice smeđe riže, kuhane

U duboku posudu promjera 25 cm/10 složite kotlete. Pomiješajte sve preostale sastojke osim riže i žlicom prelijte kotlete. Pokrijte prozirnom folijom (plastičnom folijom) i zarežite je dva puta kako bi para izašla. Kuhajte na punoj temperaturi 12 minuta, okrećući posudu četiri puta. Ostavite da odstoji 5 minuta prije posluživanja sa smeđom rižom.

Mesna štruca

Poslužuje 8–10

Isprobana i pouzdana svestrana obiteljska terina. Izvrstan je kada se poslužuje vruć, narezan na kriške s umakom ili portugalskim umakom ili rustikalnim umakom od rajčice i popraćen kremom od krumpira ili makaronima sa sirom i raznim povrćem. Alternativno, jedite ga hladnog s bogatom majonezom ili preljevom za salatu i salatom. Za sendviče narežite na tanke ploške i upotrijebite kao nadjev sa zelenom salatom, nasjeckanim mladim lukom (mladim lukom) i rajčicama ili, poslužen s mladim krastavcima (cornichons) i žitnim kruhom, ima karakteristike klasičnog francuskog predjela.

125 g/4¾ oz/3½ kriške laganog bijelog kruha
450 g/1 lb nemasne mljevene (mljevene) junetine
450 g/1 lb/4 šalice mljevene (mljevene) puretine
10 ml/2 žličice soli
3 zgnječena češnja češnjaka
4 velika jaja, istučena
10 ml/2 žličice Worcestershire umaka
10 ml/2 žličice tamnog soja umaka
10 ml/2 žličice napravljenog senfa

Lagano namastite duboku posudu promjera 23 cm/9. Izmrvite kruh u sjeckalici. Dodajte sve preostale sastojke i pulsirajte stroj dok se smjesa ne sjedini. (Izbjegavajte pretjerano miješanje jer će štruca biti teška i gusta.) Raširite u pripremljenu posudu. Gurnite dječju staklenku za džem (konzerviranje) ili ravnu čašicu za jaja u sredinu tako da mesna smjesa oblikuje prsten. Pokrijte prozirnom folijom (plastičnom folijom) i zarežite je dva puta kako bi para izašla. Kuhajte na punoj temperaturi 18 minuta, okrećući posudu dva puta. Štruca će se skupiti od zidova posude. Ostavite da odstoji 5 minuta ako se poslužuje vruće.

Terine od puretine i kobasice

Poslužuje 8–10

Pripremite kao Meat Loaf, ali zamijenite 450 g/1 lb goveđe ili svinjske kobasice za mljevenu govedinu. Kuhajte na punoj temperaturi 18 minuta umjesto 20 minuta.

Svinjski kotleti s brzim preljevom

Služi 4

4 svinjska kotleta, 175 g/6 oz svaki nakon rezanja
30 ml/2 žlice maslaca ili margarina
5 ml/1 žličica paprike
5 ml/1 žličica soja umaka
5 ml/1 žličica Worcestershire umaka

U duboku posudu promjera 25 cm/10 složite kotlete. Otopite maslac ili margarin na odmrzavanju 1½ minute. Umutiti preostale sastojke i preliti preko kotleta. Pokrijte prozirnom folijom (plastičnom folijom) i zarežite je dva puta kako bi para izašla. Kuhajte na punoj temperaturi 9 minuta, okrećući posudu četiri puta. Ostavite stajati 4 minute.

Havajska lonac od svinjetine i ananasa

Poslužuje 6

Delikatnost, nježnost i fini okus karakteriziraju ovaj recept s mesom i voćem s tropskog otoka Hawaii.

15 ml/1 žlica ulja od kikirikija

1 glavica luka sitno nasjeckana

2 zgnječena češnja češnjaka

900 g/2 lb svinjskog filea, narezanog na kocke

15 ml/1 žlica kukuruznog brašna (kukuruzni škrob)

400 g/14 oz/3½ šalice konzerviranog mljevenog ananasa u prirodnom soku

45 ml/3 žlice soja umaka

5 ml//1 žličica mljevenog đumbira

Svježe mljeveni crni papar

Premažite uljem dno i stranice duboke posude promjera 23 cm/9. Dodajte luk i češnjak i kuhajte, nepoklopljeno, na punoj temperaturi 3 minute. Umiješajte svinjetinu, kukuruzno brašno, ananas i sok, sojin umak i đumbir. Začinite po želji paprom. Složite u prsten po unutarnjem rubu posude, ostavljajući malu udubinu u sredini. Pokrijte prozirnom folijom (plastičnom folijom) i zarežite je dva puta kako bi para izašla. Kuhajte na punoj temperaturi 16 minuta, okrećući posudu

četiri puta. Ostavite da odstoji 5 minuta, a zatim promiješajte prije
posluživanja.

Havajski lonac od gamona i ananasa

Poslužuje 6

Pripremite kao za havajsku tepsiju od svinjetine i ananasa, ali
svinjetinu zamijenite nedimljenim i blagim kockicama gamuna.

Svečani Gammon

Poslužuje 10–12

Idealan za božićni ili novogodišnji švedski stol, gammon kuhan u mikrovalnoj pećnici je vlažan i sočan te se lijepo reže. Ovo je najveća veličina za zadovoljavajući rezultat.

Gammon joint, najveća težina 2,5 kg/5½ lb
50 g/2 oz/1 šalica zapečenih krušnih mrvica
Cijeli klinčić

Meso se prvo kuha na konvencionalni način da se smanji slanost. Gamunu stavite u veliki lonac, prelijte hladnom vodom, prokuhajte i ocijedite. Ponoviti. Izvažite ocijeđenu smjesu i ostavite 8 minuta kuhanja na Full po 450 g/1 lb. Stavite smjesu izravno na stakleni pladanj unutar mikrovalne pećnice ili je stavite u veliku plitku posudu. Ako ima uski kraj, zamotajte ga u komad folije da se ne prepeče. Gamun pokriti kuhinjskim papirom i kuhati pola vremena pečenja. Ostavite da odstoji u mikrovalnoj pećnici 30 minuta. Ukloniti foliju, ako je koristi, spoj preokrenuti i pokriti kuhinjskim papirom. Završite kuhanje i ostavite stajati još 30 minuta. Prebaciti na dasku. Skinite kožu, masnoću narežite na dijamante, pa pospite mrvicama. Svaki dijamant zabodite klinčićem.

Glazirani Gala Gammon

Poslužuje 10–12

Gammon joint, najveća težina 2,5 kg/5½ lb
50 g/2 oz/1 šalica zapečenih krušnih mrvica
Cijeli klinčić
60 ml/4 žlice demerara šećera
10 ml/2 žličice senfa u prahu
60 ml/4 žlice maslaca ili margarina, otopljenog
5 ml/1 žličica Worcestershire umaka
30 ml/2 žlice soka od bijelog grožđa
Koktel trešnje

Pripremite kao za Festive Gammon, ali svaki alternativni dijamant zabodite klinčićem. Za glazuru pomiješajte šećer, senf, maslac ili margarin, Worcestershire umak i sok od grožđa. Gamune premjestite u lim za pečenje i prelijte masnoćom glazurom. Kuhajte džoint uobičajeno na 190°C/375°F/plinska oznaka 5 25-30 minuta dok mast ne porumeni. Preostale dijamante masnoće nabodite višnjama za koktele na štapiće za koktele (čačkalice).

Paella sa španjolskom salamom

Poslužuje 6

Pripremite kao za paellu, ali piletinu zamijenite krupno nasjeckanom salamom.

Mesne okruglice na švedski način

Služi 4

Poznato kao kottbullar, ovo je jedno od švedskih nacionalnih jela, gdje se poslužuje s kuhanim krumpirom, umakom od brusnica, umakom i miješanom salatom.

75 g/3 oz/1½ šalice svježih bijelih krušnih mrvica
1 glavica luka sitno nasjeckana
225 g/8 oz/2 šalice nemasne mljevene (mljevene) svinjetine
225 g/8 oz/2 šalice mljevene (mljevene) junetine
1 veliko jaje
2,5 ml/½ žličice soli
175 ml/6 tečnih oz/1 mala limenka evaporiranog mlijeka
2,5 ml/½ žličice mljevene pimente
25 g/1 oz/2 žlice margarina

Sve sastojke osim margarina dobro sjediniti. Oblikujte 12 kuglica jednake veličine. Zagrijte posudu za pečenje u mikrovalnoj pećnici prema uputama na stranici 14 ili u knjižici s uputama priloženoj uz vašu posudu ili mikrovalnu pećnicu. Dodati margarin i rukama zaštićenim rukavicama za pečenje vrtjeti posudu dok se podloga potpuno ne prekrije. U ovom trenutku će također cvrčati. Dodajte mesne okruglice i odmah ih okrenite da porumene. Pokrijte prozirnom folijom (plastičnom folijom) i zarežite je dva puta kako bi para izašla. Kuhajte na punoj temperaturi 9½ minuta, okrećući posudu četiri puta. Ostavite da odstoji 3 minute prije posluživanja.

Svinjsko pečenje s čvarcima

Iznenađujuće hrskava koža na svinjetini, zbog dugog vremena kuhanja mesa.

Odaberite komad buta, dopuštajući 175 g/6 oz po osobi. Koru duboko zarezati nožem i gusto posuti solju i još malo paprikom. Stavite spoj, kožom prema gore, na posebnu podlogu za mikrovalnu pećnicu koja stoji u velikoj posudi. Pokrijte komadom papira za pečenje. Ovako otvoreno pečenje, ostavite 9 minuta za svakih 450 g/1 lb. Okrenite jelo svakih 5 minuta za ravnomjerno pečenje, zaštitite ruke rukavicama za pećnicu. Ostavite da se odmori 6 minuta na polovici vremena kuhanja. Na kraju pečenja premjestite zalogaj na dasku za rezanje i prekrijte dvostrukom debljinom folije. Ostavite da odstoji 8 minuta prije rezanja i poslužite s povrćem i nadjevom od kadulje i luka.

Pečena svinjetina s medom

Pripremite kao za pečenu svinjetinu s čvarcima, ali premažite tijestom od 90 ml/6 žličica tamnog bistrog meda pomiješanog s 20 ml/velike 1 žličice napravljenog senfa i 10 ml/2 žličice Worcestershire umaka prije nego što pospite solju i paprikom.

Svinjski kotleti s crvenim kupusom

Služi 4

Zimska afera, kada staklenke i limenke crvenog kupusa pune police za Božić. Jedite s kremom od krumpira i pireom od pastrnjaka.

450 g/1 lb kuhanog crvenog kupusa
4 rajčice, blanširane, oguljene i nasjeckane
10 ml/2 žličice soli
4 svinjska kotleta, 175 g/6 oz svaki nakon rezanja
10 ml/2 žličice soja umaka
2,5 ml/½ žličice soli češnjaka
2,5 ml/½ žličice paprike
15 ml/1 žlica tamnog mekanog smeđeg šećera

Rasporedite kupus po dnu vatrostalne posude promjera 20 cm/8 (pećnica). Umiješajte rajčice i posolite te na to stavite kotlete. Prelijte soja umakom i pospite preostalim sastojcima. Pokrijte prozirnom folijom (plastičnom folijom) i zarežite je dva puta kako bi para izašla. Kuhajte na punoj temperaturi 15 minuta, okrećući posudu četiri puta. Ostavite da odstoji 4 minute prije posluživanja.

Svinjski fileti na rimski način

Služi 4

15 ml/1 žlica maslinovog ulja
1 manja glavica luka nasjeckana
1 češanj češnjaka, zgnječen
4 šnite svinjskog filea, svaka od 125 g/4 oz, istucana do vrlo tanke
60 ml/4 žlice soka od rajčice
5 ml/1 žličica sušenog origana
125 g/4 oz sira Mozzarella, narezanog
30 ml/2 žlice kapara
Palenta

U duboku posudu promjera 25 cm/10 ulijte ulje. Zagrijte na punoj temperaturi 1 minutu. Umiješajte luk i češnjak. Kuhajte bez poklopca na punoj temperaturi 4 minute, dvaput miješajući. Dodajte svinjetinu u jelo u jednom sloju. Kuhajte nepoklopljeno na punoj temperaturi 2 minute. Okrenite i kuhajte još 2 minute. Pospite sokom od rajčice i origanom, na vrh stavite kriške mozzarelle, a zatim nabodite kaparima. Pokrijte prozirnom folijom (plastičnom folijom) i zarežite je dva puta kako bi para izašla. Kuhajte na punoj 2-3 minute ili dok se sir ne otopi. Ostavite da odstoji 1 minutu prije posluživanja s palentom.

Svinjski file i složenac od povrća

Poslužuje 6–8

15 ml/1 žlica suncokretovog ili kukuruznog ulja
1 glavica luka, naribana
2 zgnječena češnja češnjaka
675 g/1½ lb svinjskog filea, izrezanog na ploške od 1,5 cm/¾
30 ml/2 žlice glatkog (višenamjenskog) brašna
5 ml/1 žličica sušenog mažurana
5 ml/1 žličica sitno naribane narančine korice
200 g/7 oz/1¾ šalice konzervirane ili odmrznute smrznute mješavine
graška i mrkve
200 g/7 oz/1½ šalice kukuruza šećerca (kukuruz)
300 ml/½ pt/1¼ šalice ružičastog vina
150 ml/¼ pt/2/3 šalice vruće vode
5 ml/1 žličica soli

Ulijte ulje u vatrostalnu posudu od 2 litre/3½ pt/8½ šalice (nizozemska pećnica). Zagrijte nepoklopljeno na punoj temperaturi 1 minutu. Pomiješajte luk i češnjak. Kuhajte bez poklopca na punoj temperaturi 4 minute, dvaput miješajući. Dodajte svinjetinu. Posudu poklopiti tanjurom i kuhati na Punoj 4 minute. Umiješajte brašno pazeći da komadi mesa budu dobro obloženi. Dodajte sve preostale sastojke osim soli. Pokrijte prozirnom folijom (plastičnom folijom) i zarežite je dva puta kako bi para izašla. Kuhajte na punoj temperaturi 17 minuta, okrećući posudu četiri puta. Ostavite da odstoji 5 minuta prije nego što ga posolite i poslužite.

Chilli svinjski kotleti

Služi 4

4 svinjska rebra, svaki od 225 g/8 oz, bez masnoće
10 ml/2 žličice čilija ili Cajun začina
5 ml/1 žličica češnjaka u prahu
400 g/14 oz/1 velika limenka crvenog graha, ocijeđenog
400 g/14 oz/1 velika konzerva nasjeckanih rajčica
30 ml/2 žlice nasjeckanog svježeg korijandera (cilantra)
2,5 ml/½ žličice soli

U duboku posudu promjera 30 cm/12 složite kotlete. Pospite začinima i češnjakom u prahu. Pokrijte prozirnom folijom (plastičnom folijom) i zarežite je dva puta kako bi para izašla. Kuhajte na punoj temperaturi 8 minuta, okrećući posudu dva puta. Otklopite i premažite mahunama i rajčicama s njihovim sokom. Pospite korijanderom i posolite. Pokrijte kao prije i kuhajte na punoj temperaturi 15 minuta, okrećući 3 puta. Ostavite da odstoji 5 minuta prije posluživanja.

Svinjetina s ajvarom i mandarinama

Služi 4

4 svinjska rebra, svaki od 225 g/8 oz, bez masnoće
350 g/12 oz/1 velika limenka kriški mandarine u svijetlom sirupu
5 ml/1 žličica paprike
20 ml/4 žličice soja umaka
45 ml/3 žlice voćnog ajvara, po potrebi nasjeckanog
2 zgnječena češnja češnjaka
Karirana riža

U duboku posudu promjera 30 cm/12 složite kotlete. Ocijedite mandarine, ostavite 30 ml/2 žlice sirupa i rasporedite voće po kotletima. Umutiti odvojeni sirup s preostalim sastojcima osim riže i žlicom pomiješati mandarine. Pokrijte prozirnom folijom (plastičnom folijom) i zarežite je dva puta kako bi para izašla. Kuhajte na punoj temperaturi 20 minuta, okrećući posudu četiri puta. Ostavite da odstoji 5 minuta, a zatim poslužite s rižom.

'Pečena' rebarca

Služi 4

1 kg/2¼ lb mesnatih svinjskih listova rebarca ili rebarca
50 g/2 oz/¼ šalice maslaca ili margarina
15 ml/1 žlica kečapa od rajčice (catsup)
10 ml/2 žličice soja umaka
5 ml/1 žličica paprike
1 češanj češnjaka, zgnječen
5 ml/1 žličica ljutog chilli umaka

Svinjetinu operite i osušite i razdvojite na pojedinačna rebra. Složite u najveću okruglu pliću posudu koja će udobno stati u mikrovalnu, tako da uži dio svakog rebra bude okrenut prema sredini. Pokrijte prozirnom folijom (plastičnom folijom) i zarežite je dva puta kako bi para izašla. Kuhajte na punoj temperaturi 10 minuta, okrećući posudu tri puta. Za pripremu temeljca pomiješajte preostale sastojke u zdjeli i zagrijte ih, nepokrivene, na odmrzavanju 2 minute. Rebra otkriti i pažljivo odliti masnoću. Premažite otprilike polovicom baze. Kuhajte nepoklopljeno na punoj temperaturi 3 minute. Preokrenite hvataljkama i premažite preostalom pastom. Kuhajte nepoklopljeno na punoj temperaturi 2 minute. Ostavite da odstoji 3 minute prije posluživanja.

Cikorija umotana u šunku u umaku od sira

Služi 4

Naziva se chicorées au jambon u Belgiji, zemlji porijekla. Srebrno-bijelo povrće umotano u šunku i obloženo jednostavnim umakom od sira pravo je gastronomsko remek-djelo.

8 glavica cikorije (belgijske endivije), oko 1 kg/2¼ lb sve
150 ml/¼ pt/2/3 šalice kipuće vode
15 ml/1 žlica soka od limuna
8 velikih kriški kuhane šunke
600 ml/1 pt/2½ šalice mlijeka
50 g/2 oz/¼ šalice maslaca ili margarina
45 ml/3 žlice glatkog (višenamjenskog) brašna
175 g/6 oz/1½ šalice Edam sira, naribanog
Sol i svježe mljeveni papar
Čips (pomfrit), za posluživanje

Obrežite cikoriju, uklonite sve nagnječene ili oštećene vanjske listove i izrežite komad u obliku stošca iz baze svake kako biste spriječili gorak okus. Glavice posložite poput žbica kotača u duboku posudu promjera 30 cm/12 cm. Premazati vodom i limunovim sokom. Pokrijte prozirnom folijom (plastičnom folijom) i zarežite je dva puta kako bi para izašla. Kuhajte na punoj temperaturi 14 minuta, okrećući posudu dva puta. Ostavite stajati 5 minuta, a zatim temeljito ocijedite. Operite i osušite posudu. Kad je radič mlak, oko svakog omotajte plošku šunke i vratite u posudu. Stavite mlijeko u vrč i zagrijte ga bez poklopca na punoj temperaturi 3 minute. Stavite maslac ili margarin u posudu od 1,2 litre/2 pt/5 šalica i otopite na punoj temperaturi 1 minutu. Umiješajte brašno, pa postepeno umiješajte vruće mlijeko. Kuhajte bez poklopca na punoj temperaturi 5-6 minuta, miješajući svaku minutu kako biste osigurali glatkoću, dok umak ne postane mjehurić i ne zgusne se. Umiješajte sir i začinite po želji. Ravnomjerno prelijte preko radiča i šunke. Pokrijte tanjurom i ponovno zagrijavajte na punoj temperaturi 3 minute. Ostavite stajati 3 minute. Konvencionalno zapecite pod vrućim roštiljem (broiler), po želji poslužite s čipsom.

Svinjska rebra u ljepljivom umaku od naranče za roštilj

Služi 4

1 kg/2¼ lb mesnatih svinjskih listova rebarca ili rebarca
30 ml/2 žlice soka od limuna
30 ml/2 žlice soja umaka
5 ml/1 žličica japanskog wasabija u prahu
15 ml/1 žlica Worcestershire umaka
300 ml/½ pt/1¼ šalice svježe iscijeđenog soka od naranče
30 ml/2 žlice marmelade od tamne naranče
10 ml/2 žličice napravljenog senfa
1 češanj češnjaka, zgnječen
Kineski rezanci, kuhani, za posluživanje
Nekoliko kriški naranče, za ukrašavanje

Stavite rebra u veliku plitku posudu. Pokrijte prozirnom folijom (plastičnom folijom) i zarežite je dva puta kako bi para izašla. Kuhajte na punoj temperaturi 7 minuta, okrećući posudu dva puta. Otklopite i pažljivo odlijte masnoću. Pomiješajte preostale sastojke osim rezanaca i prelijte po rebarcima. Lagano pokrijte kuhinjskim papirom i kuhajte na Punoj 20 minuta, četiri puta okrećite posudu i svaki put prelijte umakom. Jedite s kuhanim kineskim rezancima i kriškama naranče koje se poslužuju odvojeno.

Odrezak i puding od gljiva

Služi 4

*Ovo staro englesko blago radi kao san u mikrovalnoj pećnici, s korom
od loja (pasta) koja se ponaša točno onako kako treba. Trik je u tome
da koristite prethodno kuhano meso, poput domaćeg variva ili
konzerviranog mesa, jer kockice sirovog mesa imaju tendenciju
očvrsnuti u mikrovalnoj pećnici kada se kuhaju s tekućinom.*

Za pecivo:

175 g/6 oz/1½ šalice samodizajućeg (samodizajućeg) brašna

2,5 ml/½ žličice soli

50 g/2 oz/½ šalice nasjeckane govedine ili vegetarijanskog loja

90 ml/6 žlica hladne vode

Za nadjev:

450 g/1 lb pirjanog mesa s umakom

125 g šampinjona

Da biste napravili pecivo, prosijte brašno i sol u zdjelu i ubacite u loj.
Vilicom umiješajte dovoljno vode da dobijete mekano, ali podatno
tijesto. Lagano mijesite dok ne bude glatko, zatim razvaljajte na
pobrašnjenoj površini na 30 cm/12 inča. Izrežite klinastu četvrtinu i
rezervirajte je za poklopac. Posudu za puding od 900 ml/1½ pt/3¾
šalice dobro namastite i obložite tijestom, povlačeći ga preko dna i
stranica dok ne dosegne unutarnji rub na vrhu posude i vrhovima

prstiju istiskujte sve nabore. Zabrtvite spojeve tako da ih stisnete navlaženim prstima.

Za nadjev zajedno zagrijte dinstano meso i gljive, bilo u mikrovalnoj ili na klasičan način. Ostaviti da se ohladi. Žlicom stavljajte u posudu obloženu tijestom. Razvaljajte ostavljeno tijesto da napravite poklopac, navlažite rub i stavite na obloženo tijesto, stisnuvši ih da se zatvore. Pokrijte prozirnom folijom (plastičnom folijom) i zarežite je dva puta kako bi para izašla. Kuhajte na punoj temperaturi 7 minuta dok se tijesto dobro ne digne. Ostavite da odstoji 3 minute, a zatim žlicom izlijte na tanjure za posluživanje.

Odrezak i puding od bubrega

Služi 4

Pripremite kao puding od odreska i šampinjona, ali koristite 450 g/1 lb miješanog pirjanog odreska i bubrega.

Odrezak i puding od kestena

Služi 4

Pripremite kao puding od bifteka i gljiva, ali gljive zamijenite cijelim kestenima.

Odrezak i puding od kiselih oraha sa suhim šljivama

Služi 4

Pripremite kao puding od odreska i šampinjona, ali umjesto gljiva zamijenite 4 kisela oraha, narezana na četvrtine, i 8 suhih šljiva bez koštica.

Južnoameričko 'sjeckano' meso

Služi 4

2 glavice luka sitno nasjeckane ili naribane
275 g/10 oz oguljene bundeve, butternut tikve ili neoguljene tikvice
(tikvice), narezane na kockice
1 veća rajčica, blanširana, oguljena i nasjeckana
450 g/1 lb/4 šalice grubo mljevene (mljevene) govedine
5–10 ml/1–2 žličice soli

Brazilska riža

Stavite povrće i mljeveno meso u vatrostalnu posudu promjera 20 cm/8 inča (nizozemska pećnica). Pokrijte prozirnom folijom (plastičnom folijom) i zarežite je dva puta kako bi para izašla. Kuhajte na punoj temperaturi 10 minuta, okrećući posudu tri puta. Otklopite i dobro zgnječite da se meso razbije. Pokrijte tanjurom i kuhajte na Punoj 5 minuta uz jednom miješanje. Ostavite da odstoji 3 minute i začinite solju. Meso će biti prilično rahle konzistencije u svom nezgusnutom umaku. Poslužite uz brazilsku rižu.

Brazilsko 'sjeckano' meso s jajima i maslinama

Služi 4

Pripremite kao južnoameričko sjeckano meso, ali izostavite bundevu, bundevu ili tikvicu (tikvice). U smjesu s mesom dodajte 60 ml/4 žlice temeljca. Smanjite početno vrijeme kuhanja na 7 minuta. Nakon što odstoji, umiješajte 3 kriške tvrdo kuhana (tvrdo kuhana) jaja i 12 zelenih maslina bez koštica (bez koštica).

Reuben sendvič

Služi 2

Kao što će svaki Sjevernoamerikanac posvjedočiti, otvoreni Reuben Sandwich je gozba od jela, koju proizvode delikatesi od New Yorka do Kalifornije.

2 velike kriške smeđeg ili raženog kruha
Majoneza
175 g/6 oz slane govedine, pastrame ili prsa, tanko narezana
175 g/6 oz ocijeđenog kiselog kupusa
4 velike tanke kriške Gruyère (švicarski) ili Emmental sira

Namažite kruh majonezom i stavite kriške jednu do druge na veliki tanjur. Zagrijte, bez poklopca, na Odmrzavanje 1½ minute. Svaku ravnomjerno prekrijte govedinom i na vrh stavite kiseli kupus, lagano ga pritisnuvši lopaticom. Pokrijte sirom. Kuhajte na punoj 1½ –2 minute dok se sir ne otopi. Jedite odmah.

Goveđi Chow Mein

Služi 4

Pripremite kao za Chicken Chow Mein, ali piletinu zamijenite govedinom.

Goveđi kotlet Suey

Služi 4

Pripremite kao za Chicken Chop Suey, ali piletinu zamijenite govedinom.

Tepsija od patlidžana i govedine

Poslužuje 6

Ovaj specijalitet iz Luizijane poslastica je za svakoga iu njemu uživaju mještani.

4 patlidžana (patlidžana)

10 ml/2 žličice soli

45 ml/3 žlice kipuće vode

1 glavica luka sitno naribana

450 g/1 lb/4 šalice nemasne mljevene (mljevene) junetine

75 g/3 oz/1½ šalice svježih bijelih krušnih mrvica

1,5–2,5 ml/¼–½ žličice umaka od ljutih papričica

Sol i svježe mljeveni papar

25 g/1 oz/2 žlice maslaca

250 g/8 oz/2¼ šalice američke riže dugog zrna, kuhana

Patlidžane ogulite s vrha, repa i kore, a meso narežite na kockice. Stavite u veliku zdjelu ili posudu i pomiješajte sa soli i kipućom vodom. Pokrijte prozirnom folijom (plastičnom folijom) i zarežite je dva puta kako bi para izašla. Kuhajte na punoj temperaturi 14 minuta. Ostavite stajati 2 minute. Temeljito ocijedite, zatim stavite u blender ili procesor hrane i pretvorite u pire. Plitku posudu dobro namastite. Pomiješajte pire od patlidžana, luk, govedinu, pola krušnih mrvica, umak od papra te sol i svježe mljeveni crni papar po ukusu. Raširite u tepsiju. Pospite preostalim krušnim mrvicama, a zatim posipajte listićima maslaca. Kuhajte nepoklopljeno na punoj temperaturi 10 minuta. Prije posluživanja nakratko stavite pod vrući roštilj (broiler) kako bi vrh postao hrskav. Poslužite uz rižu.

Curry od mesnih okruglica

Poslužuje 8

675 g/1½ lb/6 šalica nemasne mljevene (mljevene) junetine
50 g/2 oz/1 šalica svježih bijelih krušnih mrvica
1 češanj češnjaka, zgnječen
1 veliko jaje, istučeno
300 ml/10 tečnih oz/1 limenka kondenzirane juhe od rajčice
6 rajčica
10 ml/2 žličice soja umaka
15–30 ml/1–2 žlice blagog curry praha
15 ml/1 žlica pirea od rajčice (pasta)
1 goveđa temeljna kocka
75 ml/5 žlica mango chutneya
Kuhana riža ili pire krumpir, za posluživanje

Pomiješajte govedinu, krušne mrvice, češnjak i jaje. Oblikujte 16 kuglica i rasporedite po rubu duboke posude promjera 25 cm/10 cm. Pomiješajte preostale sastojke i žlicom prelijte mesne okruglice. Pokrijte prozirnom folijom (plastičnom folijom) i zarežite je dva puta kako bi para izašla. Kuhajte na punoj temperaturi 18 minuta, okrećući posudu četiri puta. Ostavite da odstoji 5 minuta. Otklopite i prelijte mesne okruglice umakom. Ostavite nepoklopljeno i ponovno zagrijavajte na punoj temperaturi još 1½-2 minute. Poslužite uz kuhanu rižu ili pire krumpir.

Talijanske mesne okruglice

Služi 4

15 ml/2 žlice maslinovog ulja

1 glavica luka, naribana

2 zgnječena češnja češnjaka

450 g/1 lb/4 šalice nemasne mljevene (mljevene) junetine

75 ml/5 žlica svježih bijelih krušnih mrvica

1 jaje, tučeno

10 ml/2 žličice soli

400 g/14 oz/1¾ šalice passate (prosijane rajčice)

10 ml/2 žličice tamnog mekanog smeđeg šećera

5 ml/1 žličica sušenog bosiljka ili origana

Ulijte ulje u duboku posudu promjera 20 cm/8. Dodajte luk i češnjak. Kuhajte nepoklopljeno na punoj temperaturi 4 minute. Pomiješajte meso s prezlama, jajetom i pola soli. Oblikujte 12 malih loptica. Dodajte u jelo i kuhajte nepoklopljeno na punoj temperaturi 5 minuta, okrećući mesne okruglice na pola vremena kuhanja. Stanite dok miješate passatu, šećer, origano i preostalu sol. Preliti preko mesnih okruglica. Pokrijte prozirnom folijom (plastičnom folijom) i zarežite je dva puta kako bi para izašla. Kuhajte na punoj temperaturi 10 minuta, okrećući posudu tri puta. Ostavite da odstoji 3 minute prije posluživanja.

Brze mesne okruglice od paprike

Poslužuje 4–6

Ovo je dobro s običnim kuhanim krumpirom ili čipsom iz mikrovalne (pomfrit) ako ste jako u žurbi!

450 g/1 lb/4 šalice nemasne mljevene (mljevene) junetine

50 g/2 oz/1 šalica svježih bijelih krušnih mrvica

1 češanj češnjaka, zgnječen

1 veliko jaje, istučeno

300 ml/½ pt/1¼ šalice passate (prosijane rajčice)

300 ml/½ pt/1¼ šalice kipuće vode

30 ml/2 žlice sušene crvene i zelene (babure) paprike

10 ml/2 žličice paprike

5 ml/1 žličica sjemenki kima (po želji)

10 ml/2 žličice tamnog mekanog smeđeg šećera

5 ml/1 žličica soli

150 ml/5 oz/2/3 šalice kiselog (mliječnog kiselog) vrhnja

Pomiješajte meso, krušne mrvice, češnjak i jaje. Oblikujte 12 loptica. Poredajte po rubu duboke posude promjera 20 cm/8. Pomiješajte passatu s vodom. Umiješajte papar, papriku, sjemenke kima, ako ih koristite, i šećer. Žlicom polagati mesne okruglice. Pokrijte prozirnom folijom (plastičnom folijom) i zarežite je dva puta kako bi para izašla. Kuhajte na punoj 15 minuta, okrećući posudu tri puta. Pustite da odstoji 5 minuta, zatim otklopite i umiješajte sol i kiselo vrhnje. Zagrijte nepoklopljeno na punoj temperaturi 2 minute.

Buffet narezak sa začinskom govedinom

Poslužuje 8

900 g/2 lb/8 šalica mljevene (mljevene) junetine
2 velika jaja, istučena
1 goveđa temeljna kocka
1 manja glavica luka sitno naribana
60 ml/4 žlice glatkog (višenamjenskog) brašna
45 ml/3 žlice kečapa od rajčice (catsup)
10 ml/2 žličice suhe mješavine bilja
10 ml/2 žličice soja umaka
Listići mente i oguljene kriške naranče, za ukrašavanje

Dobro pomiješajte sve sastojke osim sojinog umaka. Raširite u podmazanu pravokutnu posudu od 1¼ litre/2 pt/5 šalice u obliku kalupa za kruh (tepsiju). Premažite vrh soja umakom. Pokrijte prozirnom folijom (plastičnom folijom) i zarežite je dva puta kako bi para izašla. Kuhajte na punoj temperaturi 10 minuta, zatim ostavite da stoji u mikrovalnoj pećnici 5 minuta. Kuhajte na Defrostu daljnjih 12 minuta, okrećući posudu četiri puta. Pustite da odstoji 5 minuta, zatim otkrijte i pažljivo ocijedite višak masnoće i sokova koji se mogu koristiti za umake i umake. Ostavite dok se ne ohladi, zatim pažljivo prebacite u posudu za posluživanje i ukrasite listićima mente i kriškama naranče. Poslužite narezano.

Govedina od kikirikija i kokosa na malezijski način

Služi 4

2 glavice luka sitno nasjeckane
1 češanj češnjaka, zgnječen
450 g/1 lb/4 šalice ekstra nemasne mljevene (mljevene) junetine
125 g/4 oz/½ šalice hrskavog maslaca od kikirikija
45 ml/3 žlice osušenog (naribanog) kokosa
2,5 ml/½ žličice umaka od ljutih papričica
15 ml/1 žlica soja umaka
2,5 ml/½ žličice soli
300 ml/½ pt/1¼ šalice kipuće vode
175 g/6 oz/1½ šalice riže, kuhane
Orijentalni kiseli krastavci, za ukras (po želji)

Stavite luk, češnjak i govedinu u vatrostalnu posudu od 1,5 litara/2½ pt/6 šalica (nizozemska pećnica). Dobro izmiješajte vilicom, pazeći da je govedina dobro razlomljena. Pokrijte prozirnom folijom (plastičnom folijom) i zarežite je dva puta kako bi para izašla. Kuhajte na punoj temperaturi 8 minuta, okrećući posudu dva puta. Otklopite i umiješajte sve preostale sastojke osim riže. Poklopite kao prije i kuhajte na Punoj još 8 minuta, okrećući posudu tri puta. Ostavite stajati 3 minute.

Otklopite i promiješajte pa poslužite uz kuhanu rižu i po želji kisele krastavce.

Brza štruca s govedinom i majonezom

Poslužuje 6

Super glavno jelo za večeru, luksuznije nego što biste očekivali od jela koje se tako brzo priprema.

750 g/1½ lb/6 šalica nemasne mljevene (mljevene) junetine
15 ml/1 žlica sušene crvene i zelene (babure) paprike
15 ml/1 žlica sitno nasjeckanog peršina
7,5 ml/1½ žličice luka soli
30 ml/2 žlice glatkog (višenamjenskog) brašna
60 ml/4 žlice guste majoneze
7,5 ml/1½ žličice senfa u prahu
5 ml/1 žličica soja umaka

Duboku posudu promjera 20 cm/8 temeljito namastite. Junetinu pomiješajte sa svim preostalim sastojcima i glatko rasporedite u posudu. Pokrijte prozirnom folijom (plastičnom folijom) i zarežite je dva puta kako bi para izašla. Kuhajte na punoj temperaturi 12 minuta, okrećući posudu četiri puta. Pustite da odstoji 5 minuta, a zatim izvadite štrucu iz posude s dvije lopatice, ostavljajući masnoću. Prebacite na zagrijani tanjur za posluživanje i izrežite na šest kriški za posluživanje.

113

Govedina kuhana u crnom vinu

Služi 4

Pametno i elegantno jelo, posebno kada se poslužuje s klasičnim makaronima sa sirom ili savojskim krumpirom i možda konzerviranim srcima artičoka, zagrijanim na malo maslaca.

30 ml/2 žlice maslaca ili margarina

2 velike glavice luka, naribane

1 češanj češnjaka, zgnječen

125 g šampinjona, tanko narezanih

450 g/1 lb ramstek (vrh) narezan na male kockice

15 ml/1 žlica pirea od rajčice (pasta)

15 ml/1 žlica nasjeckanog peršina

15 ml/1 žlica kukuruznog brašna (kukuruzni škrob)

5 ml/1 žličica jakog senfa

300 ml/½ pt/1¼ šalice suhog crnog vina

5 ml/1 žličica soli

Stavite maslac ili margarin u vatrostalnu posudu promjera 20 cm/8 u (pećnica). Otopite, bez poklopca, na odmrzavanju 1–1½ minute. Umiješajte luk, češnjak i gljive. Kuhajte nepoklopljeno na punoj temperaturi 5 minuta. Umiješajte odrezak, a zatim smjesu premjestite na rub posude kako biste oblikovali prsten, ostavljajući malu udubinu u sredini. Pokrijte tanjurom i kuhajte na Punoj 5 minuta. U međuvremenu pomiješajte pire od rajčice, peršin, kukuruzno brašno i senf. Glatko pomiješajte s malo crnog vina, zatim umiješajte ostatak. Lagano umiješajte u smjesu za odreske. Pokrijte tanjurom i kuhajte na Punoj 5 minuta uz dva puta miješanje. Ostavite stajati 3 minute. Posolite, pa poslužite.

Pirjana govedina i povrće

Služi 4

30 ml/2 žlice maslaca ili margarina, na kuhinjskoj temperaturi
1 velika glavica luka, naribana
3 mrkve, tanko narezane
75 g/3 oz šampinjona, tanko narezanih
450 g/1 lb ramstek (vrh) narezan na male kockice
1 goveđa temeljna kocka
15 ml/1 žlica glatkog (višenamjenskog) brašna
300 ml/½ pt/1¼ šalice vruće vode ili goveđeg temeljca
Svježe mljeveni crni papar
5 ml/1 žličica soli

Stavite maslac ili margarin u vatrostalnu posudu promjera 20 cm/8 u (pećnica). Otopite na odmrzavanju 45 sekundi. Dodajte povrće i odrezak i dobro promiješajte. Kuhajte nepoklopljeno na punoj temperaturi 3 minute. Izmrvite temeljac u kocki i umiješajte brašno i vruću vodu ili temeljac. Smjesu premjestite na rub posude da napravite prsten, au sredini ostavite malu udubinu. Pospite paprom. Pokrijte prozirnom folijom (plastičnom folijom) i zarežite je dva puta kako bi para izašla. Kuhajte na punoj temperaturi 9 minuta, jednom okrećući posudu. Ostavite da odstoji 5 minuta, zatim posolite i poslužite.

Goveđi ragu

Služi 4

450 g/1 lb nemasni odrezak za pirjanje, narezan na male kockice
15 ml/1 žlica glatkog (višenamjenskog) brašna
Pakiranje od 250 g/9 oz neodmrznutog smrznutog povrća
300 ml/½ pt/1¼ šalice kipuće vode
1 goveđa temeljna kocka
Svježe mljeveni papar
2,5–5 ml/½–1 žličica soli

Odrezak stavite u vatrostalnu posudu promjera 23 cm/9 (pećnica), ne preduboko. Pospite brašnom, zatim dobro promiješajte da se prekrije. Labavo rasporedite u jedan sloj. Povrće izlomite, pa poredajte oko mesa. Pokrijte prozirnom folijom (plastičnom folijom) i zarežite je dva puta kako bi para izašla. Kuhajte na punoj temperaturi 15 minuta, okrećući posudu četiri puta. Meso prelijte vodom i izmrvite temeljac u kocki. Začinite po želji paprom i dobro promiješajte. Poklopite kao i prije, a zatim kuhajte na Full 10 minuta, okrećući posudu tri puta. Ostavite da odstoji 5 minuta, zatim promiješajte, posolite i poslužite.

Hot-pot od govedine i povrća

Služi 4

450 g/1 lb krumpira

2 mrkve

1 veliki luk

450 g/1 lb nemasni odrezak za pirjanje, narezan na male kockice

1 goveđa temeljna kocka

150 ml/¼ pt/2/3 šalice vrućeg goveđeg ili povrtnog temeljca

30 ml/2 žlice maslaca ili margarina

Krompir, mrkvu i luk narežite na prozirne tanke ploške. Odvojite ploške luka na kolutove. Temeljito namastite posudu od 1,75 litara/3 pt/7½ šalice. Napunite naizmjeničnim slojevima povrća i mesa, počevši i završivši s krumpirom. Pokrijte prozirnom folijom (plastičnom folijom) i zarežite je dva puta kako bi para izašla. Kuhajte na punoj 15 minuta, okrećući posudu tri puta. U vrući temeljac izmrviti kocku temeljca i miješati dok se ne otopi. Nježno sipajte niz stijenke posude tako da teče kroz meso i povrće. Po vrhu stavite listiće maslaca ili margarina. Poklopite kao prije i kuhajte na Punoj 15 minuta, okrećući posudu tri puta. Ostavite da odstoji 5 minuta. Zapeći pod vrućim roštiljem (broiler), po želji.

Goveđi curry

Poslužuje 4–5

Anglicizirana verzija srednje ljutog curryja. Poslužite s basmati rižom i sambalima (prilozima) od običnog jogurta, narezanim krastavcem posutim nasjeckanim svježim korijanderom (cilantro) i ajvarom.

450 g/1 lb nemasne govedine za pirjanje, narezane na male kockice

2 glavice luka nasjeckane

2 zgnječena češnja češnjaka

15 ml/1 žlica suncokretovog ili kukuruznog ulja

30 ml/2 žlice ljutog curry praha

30 ml/2 žlice pirea od rajčice (pasta)

15 ml/1 žlica glatkog (višenamjenskog) brašna

4 zelene mahune kardamoma

15 ml/1 žlica garam masale

450 ml/¾ pt/2 šalice vruće vode

5 ml/1 žličica soli

U duboku posudu promjera 25 cm/10 složite meso u jednom sloju. Poklopite tanjurom i kuhajte na Punoj 15 minuta uz dva puta miješanje. U međuvremenu na ulju u tavi (tavi) na srednje jakoj vatri popržite (pirjajte) luk i češnjak na uobičajeni način dok ne porumene. Umiješajte curry prah, pire od rajčice, brašno, mahune kardamoma i garam masalu pa postupno umiješajte u vruću vodu. Kuhajte uz miješanje dok smjesa ne zakipi i ne zgusne se. Izvadite posudu s mesom iz mikrovalne i umiješajte sadržaj tave. Pokrijte prozirnom folijom (plastičnom folijom) i zarežite je dva puta kako bi para izašla. Kuhajte na punoj temperaturi 10 minuta, okrećući posudu dva puta. Ostavite da odstoji 5 minuta prije posluživanja.

Osnovno mljeveno meso

Služi 4

450 g/1 lb/4 šalice nemasne mljevene (mljevene) junetine
1 glavica luka, naribana
30 ml/2 žlice glatkog (višenamjenskog) brašna
450 ml/¾ pt/2 šalice vruće vode
1 goveđa temeljna kocka
5 ml/1 žličica soli

Stavite meso u duboku posudu promjera 20 cm/8. Vilicom dobro izmiješajte luk i brašno. Kuhajte nepoklopljeno na punoj temperaturi 5 minuta. Meso izlomite vilicom. Dodajte vodu i izmrvite temeljac u kocki. Dobro promiješajte da se sjedini. Pokrijte prozirnom folijom (plastičnom folijom) i zarežite je dva puta kako bi para izašla. Kuhajte na punoj temperaturi 15 minuta, okrećući posudu četiri puta. Ostavite stajati 4 minute. Dodajte sol i promiješajte prije posluživanja.

Cottage Pie

Služi 4

1 količina Basic Mince
675 g/1½ lb svježe kuhanog krumpira
30 ml/2 žlice maslaca ili margarina
60–90 ml/4–6 žlica vrućeg mlijeka

Ohladite Basic Mince do mlakog i premjestite ga u namašćeni kalup za pitu od 1 litre/1¾ pt/4¼ šalice. Kremom izradite krumpir s maslacem ili margarinom i dovoljno mlijeka da dobijete laganu i pahuljastu kašu. Nanesite preko mesne smjese ili glatko rasporedite, a zatim naribajte vilicom. Zagrijte nepoklopljeno na punoj temperaturi 3 minute. Alternativno, smeđe pod vrućim roštiljem (broiler).

Svježa pita sa sirom

Služi 4

Pripremite kao za Cottage pitu, ali dodajte 50–75 g/2–3 oz/½–¾ šalice naribanog sira Cheddar krumpiru nakon što ste ga premazali s maslacem i vrućim mlijekom.

Mljeveno meso sa zobi

Služi 4

Pripremite kao za Basic Mince, ali dodajte 1 mrkvu, naribanu, sa lukom. Zamijenite brašno s 25 g/1 oz/½ šalice zobene kaše. Prvi put kuhajte 7 minuta.

Chilli con Carne

Poslužuje 4–5

450 g/1 lb/4 šalice nemasne mljevene (mljevene) junetine
1 glavica luka, naribana
2 zgnječena češnja češnjaka
5–20 ml/1–4 žličice začina za čili
400 g/14 oz/1 velika konzerva nasjeckanih rajčica
5 ml/1 žličica Worcestershire umaka
400 g/14 oz/1 velika limenka crvenog graha, ocijeđenog
5 ml/1 žličica soli
Jakna Krumpir ili kuhana riža, za posluživanje

Stavite govedinu u vatrostalnu posudu promjera 23 cm/9 (pećnica). Promiješajte luk i češnjak vilicom. Kuhajte nepoklopljeno na punoj temperaturi 5 minuta. Meso izlomite vilicom. Umiješajte sve preostale sastojke osim soli. Pokrijte prozirnom folijom (plastičnom folijom) i zarežite je dva puta kako bi para izašla. Kuhajte na punoj 15 minuta, okrećući posudu tri puta. Ostavite stajati 4 minute. Posolite prije posluživanja s ljuskom krumpira ili kuhanom rižom.

Mljeveno meso u kariju

Služi 4

2 glavice luka, naribane

2 zgnječena češnja češnjaka

450 g/1 lb/4 šalice nemasne mljevene (mljevene) junetine

15 ml/1 žlica glatkog (višenamjenskog) brašna

5–10 ml/1–2 žlice blagog curry praha

30 ml/2 žlice voćnog ajvara

60 ml/4 žlice pirea od rajčice (pasta)

300 ml/½ pt/1¼ šalice kipuće vode

1 goveđa temeljna kocka

Sol i svježe mljeveni crni papar

Zgnječite luk, češnjak i govedinu. Raširite u vatrostalnu posudu promjera 20 cm/8 (u pećnici). Oblikujte prsten oko ruba posude, ostavljajući malu udubinu u sredini. Pokrijte tanjirom i kuhajte na punoj temperaturi 5 minuta. Razbiti vilicom. Umiješajte brašno, curry prah, ajvar i pire od rajčice. Postupno umiješajte vodu, pa izmrvite temeljac u kocki. Pokrijte prozirnom folijom (plastičnom folijom) i zarežite je dva puta kako bi para izašla. Kuhajte na punoj 15 minuta, okrećući posudu tri puta. Ostavite stajati 4 minute. Začinite po ukusu, zatim promiješajte i poslužite.

Goveđi gulaš

Poslužuje 6

40 g/1½ oz/3 žlice maslaca, margarina ili svinjske masti
675 g/1½ lb odrezak za pirjanje, narezan na male kockice
2 velike glavice luka, naribane
1 srednja zelena (babura) paprika, očišćena od sjemenki i sitno
narezana na kockice
2 zgnječena češnja češnjaka
4 rajčice, blanširane, oguljene i nasjeckane
45 ml/3 žlice pirea od rajčice (pasta)
15 ml/1 žlica paprike
5 ml/1 žličica sjemenki kima
5 ml/1 žličica soli
300 ml/½ pt/1¼ šalice kipuće vode
150 ml/¼ pt/2/3 šalice kiselog (mliječnog kiselog) vrhnja

Stavite mast u posudu od 1,75 litara/3 pt/7½ šalice. Otopite, nepokriveno, na Full 1 minutu. Pomiješajte meso, luk, papriku i češnjak. Pokrijte prozirnom folijom (plastičnom folijom) i zarežite je dva puta kako bi para izašla. Kuhajte na punoj temperaturi 15 minuta, okrećući posudu četiri puta. Otklopite i umiješajte rajčice, pire od rajčice, papriku i sjemenke kima. Poklopite kao prije i kuhajte na Punoj 15 minuta, okrećući posudu četiri puta. Posolite i lagano umiješajte u kipuću vodu. Rasipajte u duboke tanjure i svaki obilno premažite vrhnjem.

Goveđi gulaš s kuhanim krumpirom

Poslužuje 6

Pripremite kao i goveđi gulaš, ali izostavite vrhnje i u svaku porciju dodajte 2-3 cijela kuhana krumpira.

Butter grah i goveđi gulaš s rajčicama

Poslužuje 6

425 g/15 oz/1 velika limenka graha s maslacem
275 g/10 oz/1 konzerva juhe od rajčice
30 ml/2 žlice sušenog luka
6 kriški pirjanog odreska, otprilike 125 g/4 oz svaka, ravno izmlaćenih
Sol i svježe mljeveni crni papar

Pomiješajte grah, juhu i luk u vatrostalnoj posudi promjera 20 cm/8 (u pećnici). Poklopite tanjurom i kuhajte na Punoj 6 minuta uz miješanje tri puta. Odreske posložiti po rubu posude. Pokrijte prozirnom folijom (plastičnom folijom) i zarežite je dva puta kako bi para izašla. Kuhajte na punoj 17 minuta, okrećući posudu tri puta. Ostavite da odstoji 5 minuta. Otklopite i začinite po ukusu prije posluživanja.

Kolač od govedine i rajčice

Za 2–3 osobe

275 g/10 oz/2½ šalice mljevene (mljevene) govedine
30 ml/2 žlice glatkog (višenamjenskog) brašna
1 jaje
5 ml/1 žličica luka u prahu
150 ml/¼ pt/2/3 šalice soka od rajčice
5 ml/1 žličica soja umaka
5 ml/1 žličica sušenog origana
Kuhana tjestenina, za posluživanje

Temeljito namastite ovalnu posudu za pitu od 900 ml/1½ pt/3¾ šalice. Pomiješajte junetinu sa svim preostalim sastojcima i glatko rasporedite u posudu. Pokrijte prozirnom folijom (plastičnom folijom) i zarežite je dva puta kako bi para izašla. Kuhajte na punoj temperaturi 7 minuta, okrećući posudu dva puta. Ostavite da odstoji 5 minuta. Prerežite na dva-tri dijela i poslužite vruće uz tjesteninu.

Ćevapi od govedine i gljiva

Služi 4

24 svježa ili suha lista lovora

½ crvene (bagar) paprike, izrezane na male kvadrate

½ zelene (babure) paprike, izrezane na male kvadrate

750 g/1½ lb odrezak pečen na žaru, obrubljen i narezan na kockice od

2,5 cm/1

175 g šampinjona

50 g/2 oz/¼ šalice maslaca ili margarina, na kuhinjskoj temperaturi

5 ml/1 žličica paprike

5 ml/1 žličica Worcestershire umaka

1 češanj češnjaka, zgnječen

175 g/6 oz/1½ šalice riže, kuhane

Ako koristite sušeni lovorov list, stavite ga u manju posudu, dodajte 90 ml/6 žlica vode i pokrijte tanjurićem. Zagrijte na najjačoj 2 minute da omekša. Stavite kvadratiće paprike u posudu i samo ih prelijte vodom. Pokrijte tanjurom i zagrijavajte na Full 1 minutu da omekša. Paprike i lovor ocijedite. Na drvene ražnjiće nabodite govedinu, šampinjone, kvadratiće paprike i listove lovora na dvanaest 10 cm/4. U duboku posudu promjera 25 cm/10 slagati ćevape kao žbice kotača. Stavite maslac ili margarin, papriku, Worcestershire umak i češnjak u malu posudu i zagrijte, bez poklopca, na Punoj 1 minutu. Kistom premažite ćevape. Kuhajte bez poklopca na punoj temperaturi 8 minuta, okrećući posudu četiri puta. Pažljivo okrenite ćevape i premažite ih ostatkom smjese maslaca. Kuhajte na punoj temperaturi još 4 minute, okrećući posudu dva puta. Složiti na podlogu od riže i premazati sokom iz jela. Dozvolite tri ćevapa po osobi.

Punjena Janjetina

Služi 4

Ovdje je pomalo bliskoistočni pristup. Janjetinu poslužite s toplim pitta kruhom i zelenom salatom prošaranom maslinama i kaparima.

4 komada vrata od janjećeg filea, oko 15 cm/6 in duga i 675 g/½ lb svaki

3 velike kriške bijelog kruha s korom, narezane na kockice

1 glavica luka, izrezana na 6 kolutova

45 ml/3 žlice prženih pinjola

30 ml/2 žlice ribiza

2,5 ml/½ žličice soli

150 g/5 oz/2/3 šalice gustog grčkog običnog jogurta

Mljeveni cimet

8 šampinjona

15 ml/1 žlica maslinovog ulja

Odrežite masnoću s janjetine. U svakom komadu napravite uzdužni prorez, pazeći da ne zarežete ravno kroz meso. Samljeti kockice kruha i komade luka zajedno u sjeckalici ili blenderu. Izvadite u zdjelu i umiješajte pinjole, ribizle i sol. Jednake količine rasporedite po komadima janjetine i pričvrstite drvenim koktel štapićima (čačkalicama). Slagati u obliku kvadrata u duboku posudu promjera 25 cm/10 cm. Sve premazati jogurtom i lagano posuti cimetom. Gljive nasumično nabodite i tanko premažite uljem. Pokrijte prozirnom folijom (plastičnom folijom) i zarežite je dva puta kako bi para izašla.

Kuhajte na punoj temperaturi 16 minuta, okrećući posudu četiri puta. Ostavite da odstoji 5 minuta, a zatim poslužite.

Ćevapi od kovane janjetine

Poslužuje 6

900 g/2 lb vratine janjećeg filea, obrubljenog
12 velikih listova metvice
60 ml/4 žlice gustog običnog jogurta
60 ml/4 žlice kečapa od rajčice (catsup)
1 češanj češnjaka, zgnječen
5 ml/1 žličica Worcestershire umaka
6 pitta kruhova, zagrijanih
Listovi zelene salate, kriške rajčice i krastavca

Meso narežite na kocke veličine 2,5 cm/l. Na šest drvenih ražnjića naizmjenično nabodite listiće mente. U duboku posudu promjera 25 cm/10 slažite poput žbica kotača. Jogurt, kečap, češnjak i Worcestershire umak dobro izmiješajte i polovicom smjese premažite ćevape. Kuhajte bez poklopca na punoj temperaturi 8 minuta, okrećući posudu dvaput. Okrenite ćevape i premažite preostalom korom. Kuhajte na punoj temperaturi još 8 minuta, okrećući posudu dva puta. Ostavite da odstoji 5 minuta. Zagrijte pitta kruhove kratko pod roštiljem (broiler) dok se ne napuhnu, a zatim ih zarežite po dužom rubu kako biste napravili džep. Skinite meso s ražnjića i bacite lovor. Stavite janjetinu u pitte, a zatim u svaku dodajte dobru porciju salate.

Klasični janjeći ćevapi

Poslužuje 6

900 g/2 lb vratine janjećeg filea, obrubljenog
12 velikih listova metvice
30 ml/2 žlice maslaca ili margarina
5 ml/1 žličica soli češnjaka
5 ml/1 žličica Worcestershire umaka
5 ml/1 žličica soja umaka
2,5 ml/½ žličice paprike
6 pitta kruhova, zagrijanih
Listovi zelene salate, kriške rajčice i krastavca

Meso narežite na kocke veličine 2,5 cm/l. Na šest drvenih ražnjića naizmjenično nabodite listiće mente. U duboku posudu promjera 25 cm/10 slažite poput žbica kotača. Otopite maslac ili margarin na Full 1 minutu, zatim dodajte češnjak, sol, Worcestershire umak, soja umak i papriku i dobro promiješajte. Pola smjese premažite preko ćevapa. Kuhajte bez poklopca na punoj temperaturi 8 minuta, okrećući posudu dvaput. Okrenite ćevape i premažite preostalom korom. Kuhajte na punoj temperaturi još 8 minuta, okrećući posudu dva puta. Ostavite da odstoji 5 minuta. Zagrijte pitta kruhove kratko pod roštiljem (broiler) dok se ne napuhnu, a zatim ih zarežite po dužom rubu kako biste napravili džep. Skinite meso s ražnjića i bacite lovor. Stavite janjetinu u pitte, a zatim u svaku dodajte dobru porciju salate.

Bliskoistočna janjetina s voćem

Poslužuje 4–6

Ovo delikatno začinjeno jelo od janjetine s voćem nenametljive je elegancije, pojačane premazom od prženih pinjola i badema u listićima. Poslužite s jogurtom i rižom na maslacu.

675 g/1½ lb janjetine bez kostiju, što je moguće mršavije

5 ml/1 žličica mljevenog cimeta

2,5 ml/½ žličice mljevenih klinčića

30 ml/2 žlice svijetlog mekanog smeđeg šećera

1 glavica luka nasjeckana

30 ml/2 žlice soka od limuna

10 ml/2 žličice kukuruznog brašna (kukuruzni škrob)

15 ml/1 žlica hladne vode

7,5–10 ml/1½–2 žličice soli

400 g/14 oz/1 velika konzerva kriški breskve u prirodnom soku ili soku od jabuke, ocijeđene

30 ml/2 žlice prženih pinjola

30 ml/2 žlice narezanih (narezanih) badema

Janjetinu narežite na male kockice. Stavite u vatrostalnu posudu od 1,75 litara/3 pt/7½ šalice (nizozemska pećnica). Pomiješajte začine, šećer, luk i limunov sok te dodajte u jelo. Pokrijte tanjurom i kuhajte na Punoj 5 minuta, zatim ostavite da odstoji 5 minuta. Ponovite tri puta, svaki put dobro promiješajte. Pomiješajte kukuruzno brašno i vodu da dobijete glatku smjesu. Ocijedite tekućinu iz janjetine i dodajte mješavinu kukuruznog brašna i soli. Prelijte preko janjetine i dobro promiješajte da se sjedini. Kuhajte nepoklopljeno na punoj temperaturi 2 minute. Umiješajte kriške breskve i kuhajte nepoklopljeno na Punoj još 1½ minute. Pospite pinjolima i bademima i poslužite.

Lažni irski gulaš

Služi 4

675 g/1½ lb janjetine narezane na kocke
2 velike glavice luka krupno naribane
450 g/1 lb krumpira, sitno narezanog na kockice
300 ml/½ pt/1¼ šalice kipuće vode
5 ml/1 žličica soli
45 ml/3 žlice nasjeckanog peršina

Odrežite sav višak masnoće s janjetine. Stavite meso i povrće u jednom sloju u duboku posudu promjera 25 cm/10 cm. Pokrijte prozirnom folijom (plastičnom folijom) i zarežite je dva puta kako bi para izašla. Kuhajte na punoj temperaturi 15 minuta, okrećući posudu dva puta. Pomiješajte vodu i sol i prelijte preko mesa i povrća, dobro promiješajte da se sjedine. Poklopite kao i prije i kuhajte na Punoj 20 minuta, okrećući posudu tri puta. Ostavite da odstoji 10 minuta. Otklopite i pospite peršinom prije posluživanja.

Služi 4

3 hladna kuhana krumpira, tanko narezana
3 hladne kuhane mrkve tanko narezane
4 nemasna janjeća kotleta, svaki od 150 g/5 oz
1 manja glavica luka, naribana
1 jabuka za kuhanje (tart) oguljena i naribana
30 ml/2 žlice soka od jabuke
Sol i svježe mljeveni crni papar
15 ml/1 žlica maslaca ili margarina

Rasporedite kriške krumpira i mrkve u jednom sloju po dnu duboke posude promjera 20 cm/8. Po vrhu rasporedite kotlete. Pospite lukom i jabukom i prelijte sokom. Začinite po želji i posipajte listićima maslaca ili margarina. Pokrijte prozirnom folijom (plastičnom folijom) i zarežite je dva puta kako bi para izašla. Kuhajte na punoj temperaturi 15 minuta, okrećući posudu dva puta. Ostavite da odstoji 5 minuta prije posluživanja.

Janjeći Hot-pot

Služi 4

675 g/1½ lb krumpira, vrlo tanko narezanog
2 luka, vrlo tanko narezana
3 mrkve, vrlo tanko narezane
2 veće stabljike celera, dijagonalno narezane na tanke trakice
8 najboljih janjećih kotleta od vrata, ukupno oko 1 kg/2 lb
1 goveđa temeljna kocka
300 ml/½ pt/1¼ šalice kipuće vode
5 ml/1 žličica soli
25 ml/1½ žlice otopljenog maslaca ili margarina

Polovicu pripremljenog povrća rasporedite u slojeve u lagano namašćenu vatrostalnu posudu od 2,25 litara/4 pt/10 šalica (u pećnici). Na to stavite kotlete i prekrijte preostalim povrćem. Pokrijte prozirnom folijom (plastičnom folijom) i zarežite je dva puta kako bi para izašla. Kuhajte na punoj 15 minuta, okrećući posudu tri puta. Izvadite iz mikrovalne pećnice i otkrijte. U vodu razmrvite kocku temeljca i posolite. Nježno ulijte niz stijenke posude. Po vrhu nakapati maslac ili margarin. Pokrijte kao prije i kuhajte na punoj temperaturi 15 minuta. Ostavite da odstoji 6 minuta prije posluživanja.

Janjeća štruca s mentom i ružmarinom

Služi 4

450 g/1 lb/4 šalice mljevene (mljevene) janjetine
1 češanj češnjaka, zgnječen
2,5 ml/½ žličice sušenog izmrvljenog ružmarina
2,5 ml/½ žličice sušene metvice
30 ml/2 žlice glatkog (višenamjenskog) brašna
2 velika jaja, istučena
2,5 ml/½ žličice soli
5 ml/1 žličica smeđeg stolnog umaka
Naribani muškatni oraščić

Lagano namastite ovalnu posudu za pitu od 900 ml/1½ pt/3¾ šalice. Pomiješajte sve sastojke osim muškatnog oraščića i glatko rasporedite u posudu. Pokrijte prozirnom folijom (plastičnom folijom) i zarežite je dva puta kako bi para izašla. Kuhajte na punoj temperaturi 8 minuta, okrećući posudu dva puta. Ostavite da odstoji 4 minute, zatim otkrijte i pospite muškatnim oraščićem. Narežite na porcije za posluživanje.

Poslužuje 6

Pripremite kao Chicken Bredie s rajčicama, ali piletinu zamijenite otkoštenom i grubo nasjeckanom janjetinom.

Janjetina biriani

Poslužuje 4–6

5 mahuna kardamoma

30 ml/2 žlice suncokretovog ulja

450 g obrezanog vrata od janjećeg filea, narezanog na male kockice

2 zgnječena češnja češnjaka

20 ml/4 žličice garam masale

225 g/8 oz/1¼ šalice riže dugog zrna koja se lako kuha

600 ml/1 pt/2½ šalice vrućeg pilećeg temeljca

10 ml/2 žličice soli

125 g/4 oz/1 šalica narezanih badema, tostiranih

Razdvojite mahune kardamoma kako biste uklonili sjemenke, a zatim zgnječite sjemenke tučkom i mužarom. Zagrijte ulje u vatrostalnoj posudi od 1,5 litara/3 pt/7½ šalice (nizozemska pećnica) na punoj temperaturi 1½ minute. Dodajte janjetinu, češnjak, sjemenke kardamoma i garam masalu. Dobro izmiješajte, pa rasporedite po rubu posude, ostavljajući malu udubinu u sredini. Pokrijte prozirnom folijom (plastičnom folijom) i zarežite je dva puta kako bi para izašla. Kuhajte na punoj temperaturi 10 minuta. Otklopite i umiješajte rižu, temeljac i sol. Pokrijte kao prije i kuhajte na punoj temperaturi 15 minuta. Ostavite da odstoji 3 minute, zatim žlicom stavite na zagrijane tanjure i svaki dio pospite bademima.

Okićeni biriani

Poslužuje 4–6

Pripremite kao janjeći biriani, ali složite biriani na zagrijanu posudu za posluživanje i ukrasite nasjeckanim tvrdo kuhanim (tvrdo kuhanim) jajima, kriškama rajčice, listićima korijandera (cilantra) i prženim (pirjanim) nasjeckanim lukom.

Musaka

Poslužuje 6–8

Za pripremu ovog višeslojnog grčkog klasika na bazi janjetine potrebno vam je malo strpljenja, ali rezultati su vrijedni truda. Poširane ploške patlidžana (patlidžana) čine ovo manje bogatim i lakše probavljivim od nekih verzija.

Za slojeve patlidžana:

675 g/1½ lb patlidžana

75 ml/5 žlica vruće vode

5 ml/1 žličica soli

15 ml/1 žlica svježeg soka od limuna

Za slojeve mesa:

40 g/1½ oz/3 žlice maslaca, margarina ili maslinovog ulja

2 glavice luka sitno nasjeckane

1 češanj češnjaka, zgnječen

350 g/12 oz/3 šalice hladno kuhane mljevene (mljevene) janjetine

125 g/4 oz/2 šalice svježih bijelih krušnih mrvica

Sol i svježe mljeveni crni papar

4 rajčice, blanširane, oguljene i narezane na ploške

Za umak:

425 ml/¾ pt/nedovoljno 2 šalice punomasnog mlijeka

40 g/1½ oz/3 žlice maslaca ili margarina

45 ml/3 žlice glatkog (višenamjenskog) brašna

75 g/3 oz/¾ šalice cheddar sira, naribanog

1 žumanjak

Musaka s krumpirom

Poslužuje 6–8

Pripremiti kao za musaku, ali patlidžane zamijeniti narezanim kuhanim krumpirom.

Brza musaka

Za 3–4 porcije

Brza alternativa s prihvatljivim okusom i teksturom.

1 patlidžan (patlidžan), oko 225 g/8 oz

15 ml/1 žlica hladne vode

300 ml/½ pt/1¼ šalice hladnog mlijeka

300 ml/½ pt/1¼ šalice vode

1 paket instant pire krumpira za posluživanje 4

225 g/8 oz/2 šalice hladno kuhane mljevene (mljevene) janjetine

5 ml/1 žličica sušenog mažurana

5 ml/1 žličica soli

2 zgnječena češnja češnjaka

3 rajčice, blanširane, oguljene i narezane na ploške

150 ml/¼ pt/2/3 šalice gustog grčkog običnog jogurta

1 jaje

Sol i svježe mljeveni crni papar

50 g/2 oz/½ šalice cheddar sira, naribanog

Patlidžan na vrhu i repu te ga uzdužno prepolovite. Stavite u plitku posudu, odrežite gornje strane i poškropite hladnom vodom. Pokrijte prozirnom folijom (plastičnom folijom) i zarežite je dva puta kako bi para izašla. Kuhajte na punoj temperaturi 5½–6 minuta dok ne omekša. Ostavite da odstoji 2 minute, zatim ocijedite. Mlijeko i vodu ulijte u zdjelu i umiješajte osušeni krumpir. Pokrijte tanjurom i kuhajte na Punoj 6 minuta. Dobro promiješajte pa umiješajte janjetinu, mažuran, sol i češnjak. Narežite neoguljeni patlidžan. Poredajte naizmjenične slojeve kriški patlidžana i smjese krumpira u podmazanu vatrostalnu posudu od 2,25 l/4 pt/10 šalica (u pećnici), koristeći polovicu kriški rajčice da oblikujete 'sendvič nadjev' u sredini. Prekrijte preostalim kriškama rajčice. Jogurt i jaje umutiti i začiniti po želji. Žlicom rasporedite rajčice i pospite sirom. Pokrijte prozirnom folijom kao i prije. Kuhajte na punoj temperaturi 7 minuta. Prije posluživanja otkrijte i zapecite pod vrućim roštiljem (broiler).

Janjeće mljeveno meso

Služi 4

Pripremite kao za Basic Mince, ali mljevenu junetinu zamijenite mljevenom (mljevenom) janjetinom.

Pastirska pita

Služi 4

Pripremite kao za Basic Mince, ali zamijenite janjećim mljevenim mesom. Ohladite do mlakog, zatim premjestite u podmazan kalup za pite od 1 litre/1¾ pt/4½ šalice. Prelijte 750 g/1½ lb vrućeg pirea od krumpira namazanog s 15–30 ml/1–2 žlice maslaca ili margarina i 60 ml/4 žlice vrućeg mlijeka. Dobro začinite solju i svježe mljevenim crnim paprom. Rasporedite po mesnoj smjesi, a zatim naribajte vilicom. Ponovno zagrijte, bez poklopca, na Full 2-3 minute ili zapecite pod vrućim roštiljem (broileri).

Seoska jetrica u crnom vinu

Služi 4

25 g/1 oz/2 žlice maslaca ili margarina
2 glavice luka, naribane
450 g/1 lb janjeće jetre, narezane na uske trake
15 ml/1 žlica glatkog (višenamjenskog) brašna
300 ml/½ pt/1¼ šalice crnog vina
15 ml/1 žlica tamnog mekanog smeđeg šećera
1 goveđa temeljna kocka, izmrvljena
30 ml/2 žlice nasjeckanog peršina
Sol i svježe mljeveni crni papar
Maslacem premazani kuhani krumpir i lagano kuhani narezani kupus
za posluživanje

U duboku posudu promjera 25 cm/10 stavite maslac ili margarin. Otopite, bez poklopca, na odmrzavanju 2 minute. Promiješajte luk i jetru. Pokrijte tanjurom i kuhajte na Punoj 5 minuta. Pomiješajte sve preostale sastojke osim soli i papra. Pokrijte tanjurom i kuhajte na Punoj 6 minuta uz dva puta miješanje. Ostavite stajati 3 minute. Začinite po želji i poslužite s kuhanim krumpirom na maslacu i kupusom.

Jetrica i slanina

Poslužuje 4–6

2 glavice luka, naribane

8 komadića slanine (šnite), grubo nasjeckanih

450 g janjeće jetre, narezane na male kockice

45 ml/3 žlice kukuruznog brašna (kukuruzni škrob)

60 ml/4 žlice hladne vode

150 ml/¼ pt/2/3 šalice kipuće vode

Sol i svježe mljeveni crni papar

Stavite luk i slaninu u vatrostalnu posudu od 1,75 litara/3 pt/7½ šalice (nizozemska pećnica). Kuhajte bez poklopca na punoj temperaturi 7 minuta, dvaput miješajući. Umiješajte jetru. Pokrijte tanjurom i kuhajte na Punoj 8 minuta uz miješanje tri puta. Pomiješajte kukuruzno brašno s hladnom vodom da dobijete glatku smjesu. Umiješajte jetru i luk, a zatim postupno umiješajte u kipuću vodu. Poklopite tanjurom i kuhajte na Punoj 6 minuta uz miješanje tri puta. Ostavite stajati 4 minute. Začinite po želji i poslužite.

Poslužuje 4–6

Pripremite kao za jetricu i slaninu, ali jedan luk zamijenite 1 (desertnom) jabukom, oguljenom i naribanom. Pola kipuće vode zamijenite sokom od jabuke sobne temperature.

Bubrezi u crnom vinu s rakijom

Služi 4

6 janjećih bubrega
30 ml/2 žlice maslaca ili margarina
1 glavica luka sitno nasjeckana
30 ml/2 žlice glatkog (višenamjenskog) brašna
150 ml/¼ pt/2/3 šalice suhog crnog vina
2 goveđe temeljne kocke
50 g gljiva, narezanih na ploške
10 ml/2 žličice pirea od rajčice (pasta)
2,5 ml/½ žličice paprike
2,5 ml/½ žličice senfa u prahu
30 ml/2 žlice nasjeckanog peršina
30 ml/2 žlice rakije

Bubrege ogulite i prepolovite, a zatim oštrim nožem izrežite i bacite jezgru. Narežite vrlo tanko. Otopite pola maslaca, bez poklopca, na odmrzavanju 1 minutu. Umiješajte bubrege i ostavite sa strane. Stavite preostali maslac i luk u posudu od 1,5 litara/2½ pt/6 šalica. Kuhajte bez poklopca na punoj temperaturi 2 minute, jednom miješajući. Umiješajte brašno, zatim vino. Kuhajte bez poklopca na punoj temperaturi 3 minute, žustro miješajući svaku minutu. Izmrvite kocke temeljca, zatim umiješajte gljive, pire od rajčice, papriku, senf i bubrege s maslacem ili margarinom. Temeljito promiješajte. Pokrijte prozirnom folijom (plastičnom folijom) i zarežite je dva puta kako bi para izašla. Kuhajte na punoj temperaturi 5 minuta, jednom okrećući posudu. Ostavite da odstoji 3 minute, zatim otkrijte i pospite peršinom. Zagrijte rakiju u šalici na Full 10-15 sekundi. Prelijte mješavinom bubrega i zapalite. Poslužite kada se plamen stiša.

Srneći odresci s bukovačama i plavim sirom

Služi 4

Sol i svježe mljeveni crni papar
8 malih srnećih odrezaka
5 ml/1 žličica smrvljenih bobica kleke
5 ml/1 žličica provansalskog bilja
30 ml/2 žlice maslinovog ulja
300 ml/½ pt/1¼ šalice suhog crnog vina
60 ml/4 žlice bogatog goveđeg temeljca
60 ml/4 žlice gina
1 glavica luka nasjeckana
225 g/8 oz bukovača, obrezanih i narezanih
250 ml/8 tečnih oz/1 šalica jednostruke (lagane) kreme
30 ml/2 žlice želea od crvenog ribiza (prozirna konzerva)
60 ml/4 žlice plavog sira, izmrvljenog
30 ml/2 žlice nasjeckanog peršina

Začinite divljač po ukusu, zatim dodajte bobice kleke i provansalsko bilje. Zagrijte ulje u posudi za pečenje na punoj temperaturi 2 minute. Dodajte odreske i kuhajte nepoklopljene na punoj temperaturi 3 minute, okrećući ih jednom. Dodajte vino, temeljac, gin, luk, gljive, vrhnje i žele od crvenog ribiza. Pokrijte prozirnom folijom (plastičnom folijom) i zarežite je dva puta kako bi para izašla. Kuhajte na srednjoj razini 25 minuta, okrećući posudu četiri puta. Umiješajte sir. Pokrijte vatrostalnom pločom i kuhajte na punoj temperaturi 2 minute. Ostavite da odstoji 3 minute, zatim otkrijte i poslužite ukrašeno peršinom.

.

Kuhanje sitne tjestenine

Slijedite upute za kuhanje velike tjestenine, ali kuhajte samo 4-5 minuta. Pokrijte i ostavite 3 minute, zatim ocijedite i poslužite.

Kineska salata od rezanaca i gljiva s orasima

Poslužuje 6

30 ml/2 žlice sezamovog ulja
175 g gljiva, narezanih na ploške
Rezanci s jajima od konca od 250 g/9 oz
7,5 ml/1½ žličice soli
75 g/3 oz/¾ šalice nasjeckanih oraha
5 mladog luka (mladi luk), nasjeckanog
30 ml/2 žlice soja umaka

Zagrijte ulje, nepoklopljeno, na Odmrzavanje 2½ minute. Dodajte gljive. Pokrijte tanjurom i kuhajte na Punoj 3 minute uz dva puta miješanje. Staviti na stranu. Stavite rezance u veliku zdjelu i dodajte dovoljno kipuće vode da bude 5 cm/2 iznad razine tjestenine. Umiješajte sol. Kuhajte bez poklopca na punoj temperaturi 4-5 minuta dok rezanci ne nabubre i tek omekšaju. Ocijedite i ostavite da se ohladi. Pomiješajte preostale sastojke uključujući gljive i dobro promiješajte da se izmiješaju.

Papar makaroni

Služi 2

300 ml/½ pt/1¼ šalice soka od rajčice
125 g/4 oz/1 šalica laktanih makarona
5 ml/1 žličica soli
30 ml/2 žlice bijelog vina, zagrijanog
1 mala crvena ili zelena (babura) paprika, očišćena od sjemenki i
nasjeckana
45 ml/3 žlice maslinovog ulja
75 g/3 oz/¾ šalice sira Gruyère (švicarski) ili Emmental, naribanog
30 ml/2 žlice nasjeckanog peršina

Ulijte sok od rajčice u posudu od 1,25 litara/2¼ pt/5½ šalice. Pokrijte tanjurom i zagrijte na punoj temperaturi 3½–4 minute dok ne bude vrlo vruće i počne mjehurići. Umiješajte sve preostale sastojke osim sira i peršina. Pokrijte kao i prije i kuhajte na Punoj 10 minuta, dva puta miješajući. Ostavite da odstoji 5 minuta. Pospite sirom i peršinom. Ponovno zagrijte, bez poklopca, na Full oko 1 minutu dok se sir ne rastopi.

Obiteljski makaroni sa sirom

Poslužuje 6–7

Zbog praktičnosti, ovaj recept je za veliki obiteljski obrok, ali sve ostatke možete podgrijati u porcijama u mikrovalnoj pećnici.

350 g/12 oz/3 šalice laktanih makarona

10 ml/2 žličice soli

30 ml/2 žlice kukuruznog brašna (kukuruzni škrob)

600 ml/1 pt/2½ šalice hladnog mlijeka

1 jaje, tučeno

10 ml/2 žličice napravljenog senfa

Svježe mljeveni crni papar

275 g/10 oz/2½ šalice cheddar sira, naribanog

Stavite makarone u dublju posudu. Umiješajte sol i dovoljno kipuće vode da bude 5 cm/2 iznad razine tjestenine. Kuhajte bez poklopca na punoj temperaturi oko 10 minuta dok ne omekša, miješajući tri puta. Po potrebi ocijedite pa ostavite da odstoji dok pripremate umak. U zasebnoj velikoj zdjeli glatko pomiješajte kukuruzno brašno s malo hladnog mlijeka, a zatim umiješajte ostatak. Kuhajte bez poklopca na punoj temperaturi 6-7 minuta dok se glatko ne zgusne, miješajući svaku minutu. Pomiješajte jaje, senf i papar, zatim dvije trećine sira i sve makarone. Dobro izmiješajte vilicom. Ravnomjerno rasporedite u maslacem namazanu posudu promjera 30 cm/12. Po vrhu pospite preostali sir. Zagrijte nepoklopljeno na punoj temperaturi 4-5 minuta. Po želji, prije posluživanja brzo zapržite ispod vrućeg roštilja (broilera).

Klasični makaroni sa sirom

Poslužuje 4–5

Ova je verzija malo bogatija od obiteljskih Macaroni Cheese i podložna je brojnim varijacijama.

225 g/8 oz/2 šalice laktanih makarona
7,5 ml/1½ žličice soli
30 ml/2 žlice maslaca ili margarina
30 ml/2 žlice glatkog (višenamjenskog) brašna
300 ml/½ pt/1¼ šalice mlijeka
225 g/8 oz/2 šalice cheddar sira, naribanog
5–10 ml/1–2 žličice kuhanog senfa
Sol i svježe mljeveni crni papar

Stavite makarone u dublju posudu. Umiješajte sol i dovoljno kipuće vode da bude 5 cm/2 iznad razine tjestenine. Kuhajte bez poklopca na punoj temperaturi 8-10 minuta dok ne omekša, miješajući dva ili tri puta. Ostavite 3-4 minute u mikrovalnoj pećnici. Po potrebi ocijedite pa ostavite da odstoji dok pripremate umak. Otopite maslac ili margarin, bez poklopca, na odmrzavanju 1–1½ minute. Umiješajte brašno, pa postupno umiješajte mlijeko. Kuhajte bez poklopca na punoj temperaturi 6-7 minuta dok se glatko ne zgusne, miješajući svaku minutu. Umiješajte dvije trećine sira, zatim senf i začine, pa makarone. Ravnomjerno rasporedite u posudu promjera 20 cm/8. Pospite preostalim sirom. Zagrijte nepoklopljeno na punoj temperaturi 3-4 minute. Po želji, prije posluživanja brzo zapržite ispod vrućeg roštilja (broilera).

Makaroni sa sirom sa stiltonom

Poslužuje 4–5

Pripremite kao za klasični sir makarone, ali zamijenite 100 g/3½ oz/1 šalicu izmrvljenog Stiltona za polovicu sira Cheddar.

Makaroni sa sirom sa slaninom

Poslužuje 4–5

Pripremite kao klasični makaroni sa sirom, ali umiješajte 6 komadića (šnita) slanine s prugama, pečene na žaru dok ne postane hrskava, a zatim izmrvljene, sa senfom i začinima.

Makaroni sa sirom s rajčicama

Poslužuje 4–5

Pripremite kao za klasične makarone sa sirom, ali stavite sloj ploški rajčice od oko 3 oguljene rajčice na vrh tjestenine prije nego što je pospete preostalim sirom.

Špageti Carbonara

Služi 4

75 ml/5 žlica duplog (gustog) vrhnja
2 velika jaja
100 g/4 oz/1 šalica Parma šunke, nasjeckane
175 g/6 oz/1½ šalice ribanog parmezana
350 g/12 oz špageta ili druge velike tjestenine

Istucite vrhnje i jaja. Umiješajte šunku i 90 ml/6 žlica parmezana. Skuhajte špagete prema uputama. Ocijedite i stavite u posudu za posluživanje. Dodajte smjesu vrhnja i sve zajedno promiješajte s dvije drvene vilice ili žlice. Pokrijte kuhinjskim papirom i ponovno zagrijavajte na Full 1½ minute. Svaki dio poslužite preliven preostalim parmezanom.

Makaroni sa sirom u stilu pizze

Poslužuje 4–5

225 g/8 oz/2 šalice laktanih makarona

7,5 ml/1½ žličice soli

30 ml/2 žlice maslaca ili margarina

30 ml/2 žlice glatkog (višenamjenskog) brašna

300 ml/½ pt/1¼ šalice mlijeka

125 g/4 oz/1 šalica cheddar sira, naribanog

125 g/4 oz/1 šalica Mozzarella sira, naribanog

5–10 ml/1–2 žličice kuhanog senfa

Sol i svježe mljeveni crni papar

212 g/7 oz/1 mala konzerva tune u ulju, ocijeđena i ulje sačuvano

12 crnih maslina bez koštica, narezanih na ploške

1 pimiento iz konzerve, narezan na ploške

2 rajčice, blanširane, oguljene i krupno nasjeckane

5–10 ml/1–2 žličice crvenog ili zelenog pesta (po želji)

Listovi bosiljka, za ukrašavanje

Stavite makarone u dublju posudu. Umiješajte sol i dovoljno kipuće vode da bude 5 cm/2 iznad razine tjestenine. Kuhajte bez poklopca na punoj temperaturi 8-10 minuta dok ne omekša, miješajući dva ili tri puta. Ostavite 3-4 minute u mikrovalnoj pećnici. Po potrebi ocijedite pa ostavite da odstoji dok pripremate umak. Otopite maslac ili margarin, bez poklopca, na odmrzavanju 1–1½ minute. Umiješajte brašno, pa postupno umiješajte mlijeko. Kuhajte bez poklopca na punoj temperaturi 6-7 minuta dok se glatko ne zgusne, miješajući svaku minutu. Umiješajte dvije trećine svakog sira, zatim senf i začine. Pomiješajte makarone, tunu, 15 ml/1 žličicu ulja od tune, masline, pimiento, rajčice i pesto, ako koristite. Ravnomjerno rasporedite u posudu promjera 20 cm/8. Pospite preostalim sirevima. Zagrijte nepoklopljeno na punoj temperaturi 3-4 minute. Ako se sviđa,

Krema za špagete s mladim lukom

Služi 4

150 ml/¼ pt/2/3 šalice dvostrukog (gustog) vrhnja

1 žumanjak

150 g/5 oz/1¼ šalice ribanog parmezana

8 mladog luka, sitno nasjeckanog

Sol i svježe mljeveni crni papar

350 g/12 oz špageta ili druge velike tjestenine

Istucite vrhnje, žumanjak, 45 ml/3 žlice parmezana i mladi luk. Dobro začiniti po želji. Skuhajte špagete prema uputama. Ocijedite i stavite u posudu za posluživanje. Dodajte smjesu vrhnja i sve zajedno promiješajte s dvije drvene vilice ili žlice. Pokrijte kuhinjskim papirom i ponovno zagrijavajte na Full 1½ minute. Preostali parmezan ponudite posebno.

Spageti bolonjez

Poslužuje 4–6

450 g/1 lb/4 šalice nemasne mljevene (mljevene) junetine
1 češanj češnjaka, zgnječen
1 velika glavica luka, naribana
1 zelena (babura) paprika, očišćena od sjemenki i sitno nasjeckana
5 ml/1 žličica talijanskog začina ili suhe mješavine začina
400 g/14 oz/1 velika konzerva nasjeckanih rajčica
45 ml/3 žlice pirea od rajčice (pasta)
1 goveđa temeljna kocka
75 ml/5 žlica crnog vina ili vode
15 ml/1 žlica tamnog mekanog smeđeg šećera
5 ml/1 žličica soli
Svježe mljeveni crni papar
350 g/12 oz svježe kuhanih i ocijeđenih špageta ili druge tjestenine
Naribani parmezan

158

Pomiješajte govedinu s češnjakom u posudi od 1,75 litara/3 pt/7½ šalice. Kuhajte nepoklopljeno na punoj temperaturi 5 minuta. Pomiješajte sve preostale sastojke osim soli, papra i špageta. Pokrijte tanjurom i kuhajte na Punoj 15 minuta, miješajući četiri puta vilicom da se meso razbije. Ostavite stajati 4 minute. Začinite solju i paprom po ukusu i poslužite uz špagete. Posebno ponudite parmezan.

Špageti s purećim bolonjez umakom

Služi 4

Pripremite kao špagete Bolognese, ali junetinu zamijenite mljevenom puretinom.

Špageti s Ragu umakom

Služi 4

Tradicionalni i ekonomični umak, prvi put korišten u Engleskoj u
trattoriama u Sohou nedugo nakon Drugog svjetskog rata.

20 ml/4 žličice maslinovog ulja

1 velika glavica luka sitno nasjeckana

1 češanj češnjaka, zgnječen

1 manja mrkva, naribana

250 g/8 oz/2 šalice nemasne mljevene (mljevene) junetine

10 ml/2 žličice glatkog (višenamjenskog) brašna

15 ml/1 žlica pirea od rajčice (pasta)

300 m/½ pt/1¼ šalice goveđeg temeljca

45 ml/3 žlice suhog bijelog vina

1,5 ml/¼ žličice sušenog bosiljka

1 mali lovorov list

175 g/6 oz gljiva, grubo nasjeckanih

Sol i svježe mljeveni crni papar

350 g/12 oz svježe kuhanih i ocijeđenih špageta ili druge tjestenine

Naribani parmezan

Stavite ulje, luk, češnjak i mrkvu u posudu od 1,75 litara/3 pt/7½ šalice. Zagrijte nepoklopljeno na punoj temperaturi 6 minuta. Dodajte sve preostale sastojke osim soli, papra i špageta. Poklopite tanjurom i kuhajte na Punoj 11 minuta, miješajući tri puta. Ostavite stajati 4 minute. Posolite i popaprite, uklonite lovorov list i poslužite uz špagete. Posebno ponudite parmezan.

Špageti s maslacem

Služi 4

350 g/12 oz tjestenine
60 ml/4 žlice maslaca ili maslinovog ulja
Naribani parmezan

Skuhajte tjesteninu prema uputama. Ocijedite i stavite u veliku posudu s maslacem ili maslinovim uljem. S dvije žlice miješajte dok se tjestenina dobro ne prekrije. Žlicom rasporediti na četiri zagrijana tanjura i na svaki naslagati naribani parmezan.

Tjestenina s češnjakom

Služi 4

350 g/12 oz tjestenine
2 češnja češnjaka, zgnječena
50 g/2 oz maslaca
10 ml/2 žličice maslinovog ulja
30 ml/2 žlice nasjeckanog peršina
Naribani parmezan
Listovi rukole ili radiča naribani

Skuhajte tjesteninu prema uputama. Zagrijte češnjak, maslac i ulje na punoj temperaturi 1½ minute. Umiješajte peršin. Tjesteninu ocijedite i stavite u posudu za posluživanje. Dodajte mješavinu češnjaka i sve zajedno promiješajte s dvije drvene žlice. Poslužite odmah posuto parmezanom i ukrašeno nasjeckanim listićima rukole ili radiča.

Špageti s govedinom i bolonjez umakom od miješanog povrća

Služi 4

30 ml/2 žlice maslinovog ulja

1 velika glavica luka sitno nasjeckana

2 zgnječena češnja češnjaka

4 komadića (šnite) nasjeckane slanine

1 stabljika celera, nasjeckana

1 mrkva, naribana

125 g šampinjona, tanko narezanih

225 g/8 oz/2 šalice nemasne mljevene (mljevene) junetine

30 ml/2 žlice glatkog (višenamjenskog) brašna

1 vinska čaša suhog crnog vina

150 ml/¼ pt/2/3 šalice passate (prosijane rajčice)

60 ml/4 žlice goveđeg temeljca

2 velike rajčice, blanširane, oguljene i nasjeckane

15 ml/1 žlica tamnog mekanog smeđeg šećera

1,5 ml/¼ žličice naribanog muškatnog oraščića

15 ml/1 žlica nasjeckanih listova bosiljka

Sol i svježe mljeveni crni papar

350 g/12 oz svježe kuhanih i ocijeđenih špageta

Naribani parmezan

Stavite ulje, luk, češnjak, slaninu, celer i mrkvu u posudu od 2 litre/3½ pt/8½ šalice. Dodajte gljive i meso. Kuhajte bez poklopca na punoj temperaturi 6 minuta, dva puta promiješajte vilicom da se meso razbije. Pomiješajte sve preostale sastojke osim soli, papra i špageta. Pokrijte tanjurom i kuhajte na Punoj 13-15 minuta, miješajući tri puta. Ostavite stajati 4 minute. Začinite solju i paprom i poslužite uz tjesteninu. Posebno ponudite parmezan.

Špageti s mesnim umakom i vrhnjem

Služi 4

Pripremite kao špagete s bolonjez umakom od govedine i miješanog povrća, ali na kraju umiješajte 30–45 ml/2–3 žlice dvostrukog (gustog) vrhnja.

Špageti s mesnim umakom Marsala

Služi 4

Pripremite kao špagete s bolonjez umakom od govedine i miješanog povrća, ali vino zamijenite marsalom i na kraju dodajte 45 ml/3 žlice sira Marscapone.

Tjestenina alla Marinara

Služi 4

To znači 'mornarski stil' i dolazi iz Napulja.

30 ml/2 žlice maslinovog ulja

3–4 zgnječena češnja češnjaka

8 većih rajčica, blanširanih, oguljenih i nasjeckanih

5 ml/1 žličica sitno nasjeckane metvice

15 ml/1 žlica sitno nasjeckanih listova bosiljka

Sol i svježe mljeveni crni papar

350 g/12 oz svježe kuhane i ocijeđene tjestenine

Naribani pecorino ili parmezan sir, za posluživanje

Stavite sve sastojke osim tjestenine u posudu od 1,25 litara/2¼ pt/5½ šalice. Pokrijte tanjurom i kuhajte na Punoj 6-7 minuta, miješajući tri puta. Poslužite uz tjesteninu i posebno ponudite pecorino ili parmezan.

Tjestenina Matriciana

Služi 4

Rustikalni umak za tjesteninu iz središnje regije Abruzzo u Italiji.

30 ml/2 žlice maslinovog ulja
1 glavica luka nasjeckana
5 komadića (šnita) nedimljene slanine s prugama, grubo nasjeckane
8 rajčica, blanširanih, oguljenih i nasjeckanih
2-3 zgnječena češnja češnjaka
350 g/12 oz svježe kuhane i ocijeđene tjestenine
Naribani pecorino ili parmezan sir, za posluživanje

Stavite sve sastojke osim tjestenine u posudu od 1,25 litara/2¼ pt/5½ šalice. Pokrijte tanjurom i kuhajte na Punoj 6 minuta uz dva puta miješanje. Poslužite uz tjesteninu i posebno ponudite pecorino ili parmezan.

Tjestenina s tunjevinom i kaparima

Služi 4

15 ml/1 žlica maslaca
200 g/7 oz/1 mala konzerva tune u ulju
60 ml/4 žlice temeljca od povrća ili bijelog vina
15 ml/1 žlica nasjeckanih kapara
30 ml/2 žlice nasjeckanog peršina
350 g/12 oz svježe kuhane i ocijeđene tjestenine
Naribani parmezan

Stavite maslac u posudu od 600 ml/1 pt/2½ šalice i otopite ga, bez poklopca, na odmrzavanju 1½ minute. Dodajte sadržaj konzerve tunjevine i naribajte ribu. Umiješajte temeljac ili vino, kapare i peršin. Pokrijte tanjurom i zagrijte na punoj temperaturi 3-4 minute. Poslužite uz tjesteninu, a posebno ponudite parmezan.

Tjestenina Napoletana

Služi 4

Ovaj raskošni umak od rajčice iz Napulja, toplog i živopisnog okusa, najbolje je raditi ljeti kada rajčica ima najviše.

8 većih zrelih rajčica, blanširanih, oguljenih i krupno nasjeckanih

30 ml/2 žlice maslinovog ulja

1 glavica luka nasjeckana

2–4 zgnječena češnja češnjaka

1 stabljika celera, sitno nasjeckana

15 ml/1 žlica nasjeckanih listova bosiljka

10 ml/2 žličice svijetlog mekanog smeđeg šećera

60 ml/4 žlice vode ili crnog vina

Sol i svježe mljeveni crni papar

30 ml/2 žlice nasjeckanog peršina

350 g/12 oz svježe kuhane i ocijeđene tjestenine

Naribani parmezan

Stavite rajčice, ulje, luk, češnjak, celer, bosiljak, šećer i vodu ili vino u posudu od 1,25 litara/2¼ pt/5½ šalice. Dobro promiješajte. Pokrijte tanjurom i kuhajte na Punoj 7 minuta uz dva puta miješanje. Začinite po želji, pa umiješajte peršin. Poslužite odmah s tjesteninom, a parmezan ponudite zasebno.

Tjestenina Pizzaiola

Služi 4

Pripremite kao Pastu Napoletanu, ali povećajte rajčice na 10, izostavite luk, celer i vodu i stavite duplu količinu peršina. Dodajte 15 ml/1 žličice svježeg ili 2,5 ml/½ žličice sušenog origana s peršinom.

Tjestenina s graškom

Služi 4

Pripremite kao Pastu Napoletana, ali rajčicama s ostalim sastojcima dodajte 125 g/4 oz/1 šalicu grubo nasjeckane šunke i 175 g/6 oz/1½ šalice svježeg graška. Kuhajte 9-10 minuta.

Tjestenina s umakom od pileće jetrice

Služi 4

225 g/8 oz pilećih jetrica

30 ml/2 žlice glatkog (višenamjenskog) brašna

15 ml/1 žlica maslaca

15 ml/1 žlica maslinovog ulja

1–2 zgnječena češnja češnjaka

125 g gljiva, narezanih na ploške

150 ml/¼ pt/2/3 šalice vruće vode

150 ml/¼ pt/2/3 šalice suhog crnog vina

Sol i svježe mljeveni crni papar

350 g/12 oz tjestenine, svježe kuhane i ocijeđene

Tjestenina sa inćunima

Služi 4

30 ml/2 žlice maslinovog ulja

15 ml/1 žlica maslaca

2 zgnječena češnja češnjaka

50 g/2 oz/1 mala konzerva fileta inćuna u ulju

45 ml/3 žlice nasjeckanog peršina

2,5 ml/½ žličice sušenog bosiljka

Svježe mljeveni crni papar

350 g/12 oz svježe kuhane i ocijeđene tjestenine

Stavite ulje, maslac i češnjak u posudu od 600 ml/1 pt/2½ šalice. Nasjeckajte inćune i dodajte ih ulju iz limenke. Umiješajte peršin, bosiljak i papar po ukusu. Pokrijte tanjurom i kuhajte na Punoj 3-3½ minute. Poslužite odmah uz tjesteninu.

Ravioli s umakom

Služi 4

350 g/12 oz/3 šalice raviola

Skuhajte kao za veliku tjesteninu, a zatim poslužite s bilo kojim od gore navedenih umaka za tjesteninu na bazi rajčice.

Tortelini

Služi 4

Ostavite oko 250 g/9 oz kupljenih tortelina i kuhajte kao za veliku svježu ili sušenu tjesteninu. Temeljito ocijedite, dodajte 25 g/1 oz/2 žlice neslanog (slatkog) maslaca i temeljito promiješajte. Svaki dio poslužite posuvši naribanim parmezanom.

Lazanje

Poslužuje 4–6

45 ml/3 žlice vruće vode

Špageti Bolognese umak

9–10 listova običnih, zelenih (verdi) ili smeđih (cjelovitih) lazanja koje

nije potrebno prethodno kuhati

Umak od sira

25 g/1 oz/¼ šalice ribanog parmezana

30 ml/2 žlice maslaca

Naribani muškatni oraščić

Nauljite ili maslac četvrtastu posudu veličine 20 cm/8. Dodajte vruću vodu u umak Bolognese. Na dno posude stavite sloj listova za lazanje, zatim sloj bolonjeze umaka, pa sloj umaka od sira. Nastavite sa slojevima, završite umakom od sira. Pospite parmezanom, posipajte maslacem i pospite muškatnim oraščićem. Kuhajte nepoklopljeno 15 minuta, okrećući posudu dva puta. Pustite da odstoji 5 minuta, a zatim nastavite kuhati još 15 minuta ili dok lazanje ne omekšaju kada se nož gurne kroz sredinu. (Vrijeme kuhanja će varirati ovisno o početnoj temperaturi dva umaka.)

Pizza Napoletana

Čini 4

Mikrovalna pećnica radi odličan posao na pizzama, podsjećajući na one koje možete pronaći diljem Italije, a posebno u Napulju.

30 ml/2 žlice maslinovog ulja

2 glavice luka oguljene i sitno nasjeckane

1 češanj češnjaka, zgnječen

150 g/5 oz/2/3 šalice pirea od rajčice (pasta)

Osnovno tijesto za bijeli ili smeđi kruh

350 g/12 oz/3 šalice Mozzarella sira, naribanog

10 ml/2 žličice sušenog origana

50 g/2 oz/1 mala konzerva fileta inćuna u ulju

Kuhajte ulje, luk i češnjak, nepoklopljene, na punoj temperaturi 5 minuta, dva puta miješajući. Umiješajte pire od rajčice i ostavite sa strane. Tijesto podjednako podijelite na četiri dijela. Svaki razvaljajte u krug dovoljno velik da prekrije nauljeni i pobrašnjeni ravni tanjur veličine 20 cm/8. Pokriti kuhinjskim papirom i ostaviti da odstoji 30 minuta. Svaku namažite smjesom od rajčice. Pomiješajte sir s origanom i jednako pospite svaku pizzu. Ukrasite inćunima. Pecite pojedinačno, prekrivene kuhinjskim papirom, na Full 5 minuta, dva puta okrećući. Jedite odmah.

Pizza Margherita

Čini 4

Pripremite kao za pizzu Napoletana, ali origano zamijenite suhim bosiljkom i izostavite inćune.

173

Pizza s plodovima mora

Čini 4

Pripremiti kao za Pizzu Napoletanu. Kad je kuhano, narežite kozice (škampe), dagnje, školjke itd.

Pizza Siciliana

Čini 4

Pripremiti kao za Pizzu Napoletanu. Kad je kuhano, između inćuna nabodite 18 manjih crnih maslina.

Pizza s gljivama

Čini 4

Pripremite kao za pizzu Napoletana, ali pospite 100 g/3½ oz tanko narezanih gljiva preko smjese rajčice prije dodavanja sira i začinskog bilja. Kuhajte dodatnih 30 sekundi.

Pizza sa šunkom i ananasom

Čini 4

Pripremite kao za pizzu Napoletana, ali pospite 125 g/4 oz/1 šalicu nasjeckane šunke preko smjese rajčice prije dodavanja sira i začinskog bilja. Nasjeckajte 2 koluta ananasa iz konzerve i pospite ih po vrhu pizze. Kuhajte dodatnih 45 sekundi.

Pizze feferoni

Čini 4

Pripremite kao za pizzu Napoletana, ali svaku pizzu nadjenite sa 6 tankih ploški feferona.

Bademi u listićima s maslacem

Sjajan preljev za slatka i slana jela.

15 ml/1 žlica neslanog (slatkog) maslaca
50 g/2 oz/½ šalice narezanih badema u listićima
Obična ili aromatizirana sol ili željezni (superfini) šećer

U plitku posudu promjera 20 cm/8 stavite maslac. Otopite, nepokriveno, na Full 45-60 sekundi. Dodajte bademe i kuhajte bez poklopca na punoj temperaturi 5-6 minuta dok ne porumene, miješajući i okrećući svake minute. Za preljev slanih jela pospite solju, slatkim šećerom.

Bademi u listićima na maslacu od češnjaka

Pripremite kao bademe s maslacem u listićima, ali koristite kupovni maslac od češnjaka. To čini pametan preljev za jela poput pire krumpira, a može se dodati i kremastim juhama.

Sušeni kesteni

Mikrovalna pećnica omogućuje da se sušeni kesteni kuhaju i koriste za manje od 2 sata bez namakanja preko noći nakon čega slijedi dugotrajno kuhanje. Također je težak posao guljenja već obavljen za vas.

Operite 250 g/8 oz/2 šalice suhih kestena. Stavite u posudu od 1,75 litara/3 pt/7½ šalice. Umiješajte 600 ml/1 pt/2½ šalice kipuće vode. Pokrijte tanjurom i kuhajte na Punoj 15 minuta, okrećući posudu tri puta. Ostavite u mikrovalnoj pećnici 15 minuta. Ponovite s istim vremenom kuhanja i stajanja. Otklopite, dodajte još 150 ml/¼ pt/2/3 šalice kipuće vode i promiješajte. Pokrijte kao i prije i kuhajte na Punoj 10 minuta, dva puta miješajući. Ostavite da odstoji 15 minuta prije upotrebe.

Sušenje bilja

Ako sami uzgajate začinsko bilje, ali vam je teško sušiti ga u vlažnoj i nepredvidivoj klimi, mikrovalna pećnica obavit će posao za vas učinkovito, učinkovito i čisto u tren oka, tako da možete uživati u svom godišnjem urodu tijekom zimskih mjeseci . Svaku varijantu bilja treba sušiti zasebno kako bi okus ostao netaknut. Ako želite kasnije, možete napraviti vlastite mješavine miješanjem nekoliko sušenih biljaka zajedno.

Započnite rezanjem bilja s njihovih grmova škarama ili škarama. Skinite listove (iglice u slučaju ružmarina) sa stabljika i labavo ih spakirajte u mjerni vrč od 300 ml/½ pt/1¼ šalice, puneći ga gotovo do kraja. Stavite u cjedilo (cijedilo) i brzo ih i nježno isperite pod hladnom tekućom vodom. Temeljito ocijedite, zatim osušite između nabora čiste, suhe kuhinjske krpe (krpe za suđe). Stavite dvostruku debljinu kuhinjskog papira izravno na gramofon mikrovalne pećnice. Zagrijte, bez poklopca, na punoj temperaturi 5-6 minuta, pažljivo pomičući začinsko bilje po papiru dva ili tri puta. Čim zazvuče poput šuštanja jesenskog lišća i izgubi svijetlu zelenu boju, možete pretpostaviti da je bilje osušeno. Ako nije, nastavite grijati 1-1½ minute. Izvadite iz pećnice i ostavite da se ohladi. Osušene biljke zdrobite trljajući ih između ruku. Prebacite u hermetički zatvorene staklenke sa čepovima i etiketom. Čuvati dalje od jakog svjetla.

Hrskave krušne mrvice

Visokokvalitetne blijede prezle – za razliku od onih u paketu žute nevena – savršeno se pripremaju u mikrovalnoj pećnici i postaju hrskave i lomljive bez smeđe boje. Kruh može biti svjež ili star, no svježem će trebati malo više vremena da se osuši. Izmrvite 3½ velike kriške bijelog ili crnog kruha s korom u fine mrvice. Mrvice rasporedite u plitku posudu promjera 25 cm/10 cm. Kuhajte bez poklopca na punoj temperaturi 5-6 minuta, miješajući četiri puta, dok prstima ne osjetite da su mrvice suhe i hrskave. Pustite da se ohladi, miješajući s vremena na vrijeme, a zatim pohranite u hermetički zatvorenu posudu. Čuvat će se gotovo neograničeno dugo na hladnom mjestu.

Burgeri s orašastim plodovima

Čini 12

Ovi hamburgeri nisu novost, osobito vegetarijancima i veganima, no kombinacija orašastih plodova daje ovim burgerima izvanredan okus, a hrskava tekstura jednako je ukusna. Mogu se poslužiti topli s umakom, hladni sa salatom i majonezom, prepoloviti vodoravno i koristiti kao nadjev za sendviče ili jesti kao međuobrok.

30 ml/2 žlice maslaca ili margarina

125 g/4 oz/1 šalica neoljuštenih cijelih badema

125 g/4 oz/1 šalica komadića pekan oraha

125 g/4 oz/1 šalica komadića indijskog oraščića, prženih

125 g/4 oz/2 šalice svježih mekih smeđih krušnih mrvica

1 srednja glavica luka, naribana

2,5 ml/½ žličice soli

5 ml/1 žličica napravljenog senfa

30 ml/2 žlice hladnog mlijeka

Otopite maslac ili margarin, bez poklopca, na punoj temperaturi 1-1½ minute. Samljeti orahe prilično sitno u blenderu ili procesoru hrane. Izvadite i pomiješajte s preostalim sastojcima uključujući maslac ili margarin. Podijelite na 12 jednakih dijelova i oblikujte u ovale. Složite po rubu većeg namašćenog tanjira. Kuhajte bez poklopca na punoj temperaturi 4 minute, okrećući jednom. Ostavite stajati 2 minute.

Nutkin kolač

Poslužuje 6–8

Pripremite kao hamburgere s orašastim plodovima, ali zamijenite 350 g/12 oz/3 šalice mljevenih miješanih orašastih plodova po vašem izboru za bademe, pekan orahe i indijske oraščiće. Oblikujte okrugli kalup od 20 cm/8 u i stavite na podmazan lim. Kuhajte nepoklopljeno na punoj temperaturi 3 minute. Ostavite da odstoji 5 minuta, a zatim kuhajte na Punoj još 2½ minute. Ostavite stajati 2 minute. Poslužite toplo ili hladno, narezano na kriške.

Heljda

Služi 4

Također poznata kao saracenski kukuruz i porijeklom iz Rusije, heljda nije srodna nijednoj drugoj žitarici. To je mali plod slatko mirisne biljke ružičastih cvjetova koja je član obitelji lugova. Osnova blinija (ili ruskih palačinki), žitarica je izdašna, zemljana namirnica i zdrava je zamjena za krumpir s mesom i peradi.

175 g/6 oz/1 šalica heljde

1 jaje, tučeno

5 ml/1 žličica soli

750 ml/1¼ boda/3 šalice kipuće vode

Pomiješajte heljdu i jaje u posudi od 2 litre/3½ pt/8½ šalice. Tostirajte, bez poklopca, na punoj temperaturi 4 minute, miješajući i razbijajući vilicom svake minute. Dodajte sol i vodu. Stavite na tanjur u mikrovalnu pećnicu u slučaju prolijevanja i kuhajte nepoklopljeno na punoj temperaturi 22 minute, miješajući četiri puta. Pokrijte tanjurom i ostavite da odstoji 4 minute. Zaokružite vilicu prije posluživanja.

bugarski

Poslužuje 6–8

Također se naziva burghal, burghul ili lomljena pšenica, ova žitarica
jedna je od osnovnih namirnica Bliskog istoka. Sada je široko
dostupan u supermarketima i trgovinama zdrave hrane.

225 g/8 oz/1¼ šalice bugarskog
600 ml/1 pt/2½ šalice kipuće vode
5–7,5 ml/1–1½ žličice soli

Stavite bulgar u posudu od 1,75 litara/3 pt/7½ šalice. Tostirajte, bez poklopca, na punoj temperaturi 3 minute, miješajući svaku minutu. Umiješajte kipuću vodu i sol. Pokrijte tanjurom i ostavite stajati 6-15 minuta, ovisno o vrsti bulgara koji se koristi, dok zrno ne postane al dente, poput tjestenine. Nabijte vilicom i jedite toplo ili hladno.

Bugarin s prženim lukom

Služi 4

1 glavica luka, naribana
15 ml/1 žlica maslinovog ili suncokretovog
1 količina Bugar

Stavite luk i ulje u manju posudu. Kuhajte bez poklopca na punoj temperaturi 4 minute, miješajući tri puta. Dodajte u kuhani bulgar u isto vrijeme s vodom i soli.

Tabule

Služi 4

Duboko zelene boje od peršina, ovo jelo asocira na Libanon i jedna je od najatraktivnijih zamislivih salata, savršen dodatak mnogim jelima od vegetarijanskih kotleta s orašastim plodovima do pečene janjetine. Također čini atraktivno predjelo, raspoređeno preko zelene salate na pojedinačnim tanjurima.

1 količina Bugar
120–150 ml/4–5 tečnih oz/½–2/3 šalice sitno nasjeckanog pljosnatog peršina
30 ml/2 žlice nasjeckanih listova mente
1 srednja glavica luka, sitno naribana
15 ml/1 žlica maslinovog ulja
Sol i svježe mljeveni crni papar
Listovi salate
Rajčice narezane na kockice, krastavac narezan na kockice i crne masline, za ukrašavanje

Skuhajte bugarsku prema uputama. Pola količine prebacite u zdjelu i umiješajte peršin, metvicu, luk, ulje te dosta soli i papra po ukusu. Ohlađene posložite na listove salate i ukrasite atraktivno ukrasom. Preostalu bugotinu upotrijebite na bilo koji način.

Sultanova salata

Služi 4

Osobni favorit i, preliven komadićima feta sira i poslužen s pitta kruhom, čini kompletan obrok.

1 količina Bugar
1–2 zgnječena češnja češnjaka
1 mrkva, naribana
15 ml/1 žlica nasjeckanih listova mente
60 ml/4 žlice nasjeckanog peršina
Sok od 1 velikog limuna, procijediti
45 ml/3 žlice maslinovog ili suncokretovog ulja ili mješavine oba
Zelena salata
Prženi bademi i zelene masline, za ukrašavanje

Skuhajte bulgar prema uputama, zatim umiješajte češnjak, mrkvu, metvicu, peršin, limunov sok i ulje. Složite na tanjur obložen zelenom salatom i posipajte prženim bademima i zelenim maslinama.

kus kus

Služi 4

Kuskus je i žitarica i naziv sjevernoafričkog gulaša od mesa ili povrća. Napravljen od krupice durum pšenice (krema od pšenice), izgleda poput sitnih, savršeno zaobljenih bisera. Nekad su ga ručno izrađivali predani i talentirani domaći kuhari, ali sada je dostupan u paketima i može se skuhati u tren oka, zahvaljujući francuskoj tehnici koja uklanja naporan i spor proces kuhanja na pari. Kus-kusom možete zamijeniti bilo koje jelo s bugarskom (str. 209–10).

250 g/9 oz/1½ šalice kupljenog kus-kusa
300 ml/½ pt/1¼ šalice kipuće vode
5–10 ml/1–2 žličice soli

Stavite kus-kus u posudu od 1,75 litara/3 pt/7½ šalice i tostirajte, bez poklopca, na punoj temperaturi 3 minute, miješajući svaku minutu. Dodajte vodu i sol te zaokružite viljuškom. Pokrijte tanjurom i kuhajte na Punoj 1 minutu. Ostavite da odstoji u mikrovalnoj pećnici 5 minuta. Probuškajte vilicom prije posluživanja.

Krupica

Služi 4

Griz (hominy grits) je gotovo bijela sjevernoamerička žitarica na bazi kukuruza (kukuruza). Jede se s vrućim mlijekom i šećerom ili s maslacem te solju i paprom. Dostupno je u specijaliziranim trgovinama s hranom poput Harrodsa u Londonu.

150 g/5 oz/malo 1 šalica griza
150 ml/¼ pt/2/3 šalice hladne vode
600 ml/1 pt/2½ šalice kipuće vode
5 ml/1 žličica soli

Stavite griz u zdjelu od 2,5 litara/4½ pt/11 šalica. Glatko izmiješajte s hladnom vodom, zatim umiješajte kipuću vodu i sol. Kuhajte bez poklopca na punoj temperaturi 8 minuta, miješajući četiri puta. Pokrijte tanjurom i ostavite da odstoji 3 minute prije posluživanja.

Njoki alla Romana

Služi 4

Njoki se često nalaze u talijanskim restoranima, gdje su vrlo omiljeni. Čini obilan i zdrav ručak ili večeru sa salatom i koristi ekonomične sastojke.

600 ml/1 pt/2½ šalice hladnog mlijeka
150 g/5 oz/¾ šalice griza (krema od pšenice)
5 ml/1 žličica soli
50 g/2 oz/¼ šalice maslaca ili margarina
75 g/3 oz/¾ šalice ribanog parmezana
2,5 ml/½ žličice kontinentalnog senfa
1,5 ml/¼ žličice naribanog muškatnog oraščića
1 veliko jaje, istučeno
Miješana salata
Kečap od rajčice (catsup)

Polovicu hladnog mlijeka glatko pomiješajte s grizom u posudi od 1,5 litara/2½ pt/6 šalica. Zagrijte preostalo mlijeko, nepoklopljeno, na Full 3 minute. Umiješajte griz sa soli. Kuhajte bez poklopca na punoj temperaturi 7 minuta dok ne postane vrlo gusto, miješajući četiri ili pet puta da smjesa ostane glatka. Izvadite iz mikrovalne i umiješajte pola maslaca, pola sira i sav senf, muškatni oraščić i jaje. Kuhajte nepoklopljeno na punoj temperaturi 1 minutu. Pokrijte tanjurom i ostavite stajati 1 minutu. Raširite u nauljenu ili maslacem namazanu plitku četvrtastu posudu promjera 23 cm/9. Malo prekrijte kuhinjskim papirom i ostavite na hladnom dok se ne stegne. Izrežite na kvadrate veličine 2,5 cm/1. Složite u okruglu posudu od 23 cm/9 u maslacem u prstenove koji se preklapaju. Pospite preostalim sirom, pospite listićima preostalog maslaca i ponovno zagrijte u vrućoj pećnici 15 minuta dok ne porumene.

Njoki sa šunkom

Služi 4

Pripremite kao Gnocchi alla Romana, ali dodajte 75 g/3 oz/¾ šalice nasjeckane parma šunke s toplim mlijekom.

Proso

Poslužuje 4–6

Ugodna i delikatna žitarica, srodna sirku, koja je neuobičajena zamjena za rižu. Ako se jede s mahunarkama (grašak, grah i leća), čini dobro uravnotežen obrok bogat proteinima.

175 g/6 oz/1 šalica prosa
750 ml/1¼ točke/3 šalice kipuće vode ili temeljca
5 ml/1 žličica soli

Stavite proso u posudu od 2 litre/3½ pt/8½ šalice. Tostirajte, nepokriveno, na punoj temperaturi 4 minute, dva puta miješajući. Umiješajte vodu i sol. Stanite na tanjur u slučaju prolijevanja. Kuhajte bez poklopca na punoj temperaturi 20-25 minuta dok ne upije sva voda. Nabijte vilicom i odmah jedite.

Palenta

Poslužuje 6

Jarko žuto zrno napravljeno od kukuruza, slično krupici (pšeničnoj kremi), ali grublje. Osnovna je namirnica sa škrobom u Italiji i Rumunjskoj, gdje se jako poštuje i često jede kao prilog jelima od mesa, peradi, jaja i povrća. Posljednjih godina postao je trendovski specijalitet restorana, često se reže na kvadrate i poslužuje na žaru (pečeno) ili prženo (pirjano) s umacima sličnim onima koji se koriste za špagete.

150 g/5 oz/¾ šalice palente
5 ml/1 žličica soli
125 ml/¼ pt/2/3 šalice hladne vode
600 ml/1 pt/2½ šalice kipuće vode ili temeljca

Stavite palentu i sol u posudu od 2 litre/3½ pt/8½ šalice. Glatko pomiješajte s hladnom vodom. Postupno umiješajte kipuću vodu ili temeljac. Stanite na tanjur u slučaju prolijevanja. Kuhajte nepoklopljeno na punoj temperaturi 7-8 minuta dok ne postane vrlo gusto, miješajući četiri puta. Pokrijte tanjurom i ostavite da odstoji 3 minute prije posluživanja.

Palenta na žaru

Poslužuje 6

Pripremite kao za palentu. Kad je pečeno, rasporedite u četvrtastu posudu od 23 cm/9 cm namazanu maslacem ili uljem. Zagladite vrh nožem umočenim u vruću vodu i van nje. Malo pokrijte kuhinjskim papirom i ostavite da se potpuno ohladi. Izrežite na kvadrate, premažite maslinovim ili kukuruznim uljem i pecite na roštilju ili pržite na uobičajeni način dok ne porumene.

Palenta s pestom

Poslužuje 6

Pripremite kao za palentu, ali dodajte 20 ml/4 žličice crvenog ili zelenog pesta s kipućom vodom.

Palenta sa sušenim rajčicama ili pastom od maslina

Poslužuje 6

Pripremite kao za Palentu, ali dodajte 45 ml/3 žlice paste od sušenih rajčica ili maslina s kipućom vodom.

kvinoja

Za 2–3 osobe

Prilično novo na sceni visokoproteinsko žitarice iz Perua sa neobično hrskavom teksturom i blago dimljenim okusom. Ide uz svu hranu i predstavlja novu zamjenu za rižu.

125 g/4 oz/2/3 šalice kvinoje
2,5 ml/½ žličice soli
550 ml/18 fl oz/21/3 šalice kipuće vode

Stavite kvinoju u zdjelu od 1,75 litara/3 pt/7½ šalice. Tostirajte, bez poklopca, na punoj temperaturi 3 minute, jednom miješajući. Dodajte sol i vodu i dobro promiješajte. Kuhajte na punoj temperaturi 15 minuta, miješajući četiri puta. Pokrijte i ostavite stajati 2 minute.

Rumunjska palenta

Služi 4

Zloglasno bogato rumunjsko nacionalno jelo – mamaliga.

1 količina palente
75 g/3 oz/1/3 šalice maslaca
4 svježe poširana velika jaja
100 g/4 oz/1 šalica feta sira, izmrvljenog
150 ml/¼ pt/2/3 šalice kiselog (mliječnog kiselog) vrhnja

Palentu pripremiti i ostaviti u posudi u kojoj se kuhala. Istucite pola maslaca. Žlicom stavite jednake hrpe na četiri zagrijana tanjura i u svakom napravite udubljenje. Napunite jajima, pospite sirom i prelijte preostalim maslacem i vrhnjem. Jedite odmah.

Karirana riža

Služi 4

Pogodno kao dodatak većini istočnjačkih i azijskih jela, posebno indijskih.

30 ml/2 žlice ulja od kikirikija
2 glavice luka sitno nasjeckane
225 g/8 oz/1 šalica basmati riže
2 manja lista lovora
2 cijela klinčića
Sjemenke 4 mahune kardamoma
30–45 ml/2–3 žlice blagog curry praha
5 ml/1 žličica soli
600 ml/1 pt/2½ šalice kipuće vode ili temeljca od povrća

Stavite ulje u posudu od 2,25 litara/4 pt/10 šalica. Zagrijte nepoklopljeno na punoj temperaturi 1 minutu. Umiješajte luk. Kuhajte nepoklopljeno na punoj temperaturi 5 minuta. Umiješajte sve preostale sastojke. Pokrijte prozirnom folijom (plastičnom folijom) i zarežite je dva puta kako bi para izašla. Kuhajte na punoj temperaturi 15 minuta, okrećući posudu četiri puta. Ostavite stajati 2 minute. Vilicom lagano zaokružite i poslužite.

Tepsija od svježeg sira i riže

Za 3–4 porcije

Sjajan spoj okusa i tekstura donesen iz Sjeverne Amerike prije
nekoliko godina.

225 g/8 oz/1 šalica smeđe riže
50 g/2 oz/¼ šalice divlje riže
1,25 litara/2¼ tački/5½ šalica kipuće vode
10 ml/2 žličice soli
4 mlada luka krupno nasjeckana
1 mali zeleni čili, bez sjemenki i nasjeckan
4 rajčice, blanširane, oguljene i narezane na ploške
125 g šampinjona, narezanih na ploške
225 g/8 oz/1 šalica svježeg sira
75 g/3 oz/¾ šalice cheddar sira, naribanog

Stavite smeđu i divlju rižu u posudu od 2,25 litara/4 pt/10 šalica.
Umiješajte vodu i sol. Pokrijte prozirnom folijom (plastičnom folijom)
i zarežite je dva puta kako bi para izašla. Kuhajte na punoj temperaturi
40-45 minuta dok riža ne postane puna i mekana. Ocijedite, ako je
potrebno, i ostavite sa strane. Napunite vatrostalnu posudu od 1,75
litara/3 pt/7½ šalice (nizozemska pećnica) naizmjeničnim slojevima
riže, luka, čilija, rajčica, gljiva i svježeg sira. Gusto pospite naribanim
čedarom. Kuhajte bez poklopca na punoj temperaturi 7 minuta,
okrećući posudu dvaput.

talijanski rižoto

Za 2–3 osobe

2,5–5 ml/½–1 žličica šafrana u prahu ili 5 ml/1 žličica šafrana
50 g/2 oz/¼ šalice maslaca
5 ml/1 žličica maslinovog ulja
1 velika glavica luka oguljena i naribana
225 g/8 oz/1 šalica riže za rižoto koja se lako kuha
600 ml/1 pt/2½ šalice kipuće vode ili pilećeg temeljca
150 ml/¼ pt/2/3 šalice suhog bijelog vina
5 ml/1 žličica soli
50 g/2 oz/½ šalice ribanog parmezana

Ako koristite niti šafrana, izmrvite ih prstima u šalicu jaja s vrućom vodom i ostavite stajati 10-15 minuta. Stavite pola maslaca i ulja u posudu od 1,75 litara/3 pt/7½ šalice. Zagrijte, bez poklopca, na Odmrzavanje 1 minutu. Promiješajte luk. Kuhajte nepoklopljeno na punoj temperaturi 5 minuta. Umiješajte rižu, vodu ili temeljac i vino i niti šafrana s vodom ili šafran u prahu. Pokrijte prozirnom folijom (plastičnom folijom) i zarežite je dva puta kako bi para izašla. Kuhajte na punoj temperaturi 14 minuta, okrećući posudu tri puta. Vilicom lagano umiješajte preostali maslac, zatim sol i pola parmezana. Kuhajte bez poklopca na punoj temperaturi 4-8 minuta, lagano miješajući vilicom svake 2 minute, dok riža ne upije svu tekućinu. Vrijeme kuhanja ovisit će o korištenoj riži.

Rižoto od gljiva

Za 2–3 osobe

Izlomite 20 g/1 oz suhih gljiva, po želji vrganja, na manje komade, temeljito operite pod hladnom tekućom vodom i zatim ih potopite 10 minuta u kipuću vodu ili pileći temeljac koji se koristi u receptu za talijanski rižot. Nastavite kao za talijanski rižoto.

Brazilska riža

Za 3–4 porcije

15 ml/1 žlica maslinovog ili kukuruznog ulja
30 ml/2 žlice sušenog luka
225 g/8 oz/1 šalica američke riže dugog zrna ili basmati riže
5–10 ml/1–2 žličice soli
600 ml/1 pt/2½ šalice kipuće vode
2 velike rajčice, blanširane, oguljene i nasjeckane

Ulijte ulje u posudu od 2 litre/3½ pt/8½ šalice. Dodajte sušeni luk. Kuhajte nepoklopljeno na punoj temperaturi 1¼ minute. Umiješajte sve preostale sastojke. Pokrijte prozirnom folijom (plastičnom folijom) i zarežite je dva puta kako bi para izašla. Kuhajte na punoj temperaturi 15 minuta, okrećući posudu četiri puta. Ostavite stajati 2 minute. Vilicom lagano zaokružite i poslužite.

španjolska riža

Poslužuje 6

Sjevernoamerički specijalitet koji nema puno veze sa Španjolskom osim dodatka paprike i rajčice! Jedite uz jela od peradi i jaja.

225 g/8 oz/1 šalica riže dugog zrna koja se lako kuha
600 ml/1 pt/2½ šalice kipuće vode
10 ml/2 žličice soli
30 ml/2 žlice kukuruznog ili suncokretovog ulja
2 glavice luka sitno nasjeckane
1 zelena (babura) paprika, bez sjemenki i grubo nasjeckana
400 g/14 oz/1 velika konzerva nasjeckanih rajčica

Skuhajte rižu u vodi s pola soli prema uputama. Držite vruće. Ulijte ulje u posudu od 1,75 litara/3 pt/7½ šalice. Zagrijte nepoklopljeno na punoj temperaturi 1 minutu. Umiješajte luk i papar. Kuhajte bez poklopca na punoj temperaturi 5 minuta, dva puta miješajući. Umiješajte rajčice. Zagrijte nepoklopljeno na punoj temperaturi 3½ minute. Vilicom umiješajte vruću rižu s preostalom soli i odmah poslužite.

Obični turski pilav

Služi 4

225 g/8 oz/1 šalica riže za rižoto koja se lako kuha
Kipuća voda ili temeljac od povrća
5 ml/1 žličica soli
40 g/1½ oz/3 žlice maslaca

Skuhajte rižu u kipućoj vodi ili temeljcu s dodatkom soli prema uputama. Dodajte maslac u posudu ili zdjelu. Ostavite da odstoji 10 minuta. Otklopite i zaokružite vilicom. Pokrijte tanjurom i ponovno zagrijavajte na punoj temperaturi 3 minute.

Bogati turski pilav

Služi 4

225 g/8 oz/1 šalica riže za rižoto koja se lako kuha

Kipuća voda

5 ml/1 žličica soli

5 cm/2 u komadu štapića cimeta

40 g/1½ oz/3 žlice maslaca

15 ml/1 žlica maslinovog ulja

2 glavice luka sitno nasjeckane

60 ml/4 žlice prženih pinjola

25 g/1 oz janjećih ili pilećih jetrica, narezanih na male komadiće

30 ml/2 žlice ribiza ili grožđica

2 rajčice, blanširane, oguljene i nasjeckane

Skuhajte rižu u vodi i soli, u velikoj posudi ili zdjeli, prema uputama s dodatkom štapića cimeta. Staviti na stranu. Stavite maslac i ulje u zdjelu od 1,25 litara/2¼ pt/5½ šalice i zagrijte, bez poklopca, na Punoj 1 minutu. Umiješajte sve preostale sastojke. Pokrijte tanjurom i kuhajte na Punoj 5 minuta uz dva puta miješanje. Lagano vilicom umiješajte u vruću rižu. Pokrijte kao prije i ponovno zagrijavajte na punoj temperaturi 2 minute.

Tajlandska riža s limunskom travom, lišćem limete i kokosom

Služi 4

Čudo izuzetne delicije, prikladno za sva jela od piletine i ribe na tajlandski način.

250 g/9 oz/velika 1 šalica tajlandske riže
400 ml/14 tečnih oz/1¾ šalice konzerviranog kokosovog mlijeka
2 svježa lista limete
1 vlat limunove trave, razrezane po dužini ili 15 ml/1 žlica nasjeckanih
listova matičnjaka
7,5 ml/1½ žličice soli

Stavite rižu u posudu od 1,5 litara/2½ pt/6 šalica. Ulijte kokosovo mlijeko u mjerni vrč i dopunite hladnom vodom do 600 ml/1 pt/2½ šalice. Zagrijte, bez poklopca, na punoj temperaturi 7 minuta dok ne počne mjehurićiti i kuhati. Lagano umiješajte u rižu sa svim preostalim sastojcima. Pokrijte prozirnom folijom (plastičnom folijom) i zarežite je dva puta kako bi para izašla. Kuhajte na punoj temperaturi 14 minuta. Ostavite da odstoji 5 minuta. Otkrijte i uklonite limunsku travu, ako je koristite. Lagano zaokružite vilicom i odmah pojedite pomalo meku i ljepljivu rižu.

Bamija sa kupusom

Poslužuje 6

Zanimljivost iz Gabona, blaga ili ljuta ovisno o količini čilija.

30 ml/2 žlice ulja od kikirikija

450 g/1 lb savojskog kupusa ili proljetnog zelja, sitno narezanog

200 g/7 oz bamije (ženski prstići), prelivene, s repom i narezane na komade

1 glavica luka, naribana

300 ml/½ pt/1¼ šalice kipuće vode

10 ml/2 žličice soli

45 ml/3 žlice pinjola, lagano tostiranih ispod roštilja (broiler)

2,5–20 ml/¼–4 žličice čilija u prahu

Ulijte ulje u vatrostalnu posudu od 2,25 litara/4 pt/10 šalica (nizozemska pećnica). Umiješajte zelje i bamiju, a zatim preostale sastojke. Dobro promiješajte. Pokrijte prozirnom folijom (plastičnom folijom) i zarežite je dva puta kako bi para izašla. Kuhajte na punoj temperaturi 7 minuta. Ostavite stajati 5 minuta. Kuhajte na punoj temperaturi još 3 minute. Po potrebi ocijedite i poslužite.

Crveni kupus s jabukom

Poslužuje 8

Veličanstven uz vruću gamunu, gusku i patku, crveni kupus je
skandinavskog i sjevernoeuropskog podrijetla, slatko-kiseli i sada
prilično pametan prilog, najbolje se ponaša u mikrovalnoj pećnici gdje
ostaje tamno ružičaste boje.

900 g/2 lb crvenog kupusa
450 ml/¾ pt/2 šalice kipuće vode
7,5 ml/1½ žličice soli
3 glavice luka sitno nasjeckane
3 jabuke za kuhanje (tart) oguljene i naribane
30 ml/2 žlice svijetlog mekanog smeđeg šećera
2,5 ml/½ žličice sjemenki kima
30 ml/2 žlice kukuruznog brašna (kukuruzni škrob)
45 ml/3 žlice sladnog octa
15 ml/1 žlica hladne vode

Obrežite kupus, uklanjajući sve nagnječene ili oštećene vanjske listove. Narežite na četvrtine i uklonite tvrdu središnju peteljku, a zatim nasjeckajte što sitnije. Stavite u posudu od 2,25 litara/4 pt/10 šalica. Dodajte pola kipuće vode i 5 ml/1 žličicu soli. Poklopite tanjurom i kuhajte na Punoj 10 minuta, četiri puta okrećite posudu. Dobro promiješajte, zatim umiješajte preostalu kipuću vodu i preostalu sol, luk, jabuke, šećer i sjemenke kima. Pokrijte prozirnom folijom (plastičnom folijom) i zarežite je dva puta kako bi para izašla. Kuhajte na punoj temperaturi 20 minuta, okrećući posudu četiri puta. Izvadite iz mikrovalne. Kukuruzno brašno glatko pomiješajte s octom i hladnom vodom. Dodajte u vrući kupus i dobro promiješajte. Kuhajte bez poklopca na punoj temperaturi 10 minuta, miješajući tri puta. Ostavite dok se ne ohladi prije hlađenja preko noći. Servirati, ponovno prekrijte svježim prozirnim filmom i dvaput ga razrežite kako bi para izašla, zatim zagrijavajte na punoj temperaturi 5-6 minuta prije posluživanja. Alternativno, premjestite dijelove na bočne tanjure i pokrijte svaki kuhinjskim papirom, a zatim zagrijavajte pojedinačno na Full 1 minutu svaki.

Crveni kupus s vinom

Poslužuje 8

Pripremite kao crveni kupus s jabukama, ali zamijenite 250 ml/8 tečnih oz/1 šalicu crnog vina za pola kipuće vode.

Norveški kiseli kupus

Poslužuje 8

900 g/2 lb bijelog kupusa
90 ml/6 žlica vode
60 ml/4 žlice sladnog octa
60 ml/4 žlice granuliranog šećera
10 ml/2 žličice sjemenki kima
7,5–10 ml/1½–2 žličice soli

Obrežite kupus, uklanjajući sve nagnječene ili oštećene vanjske listove. Narežite na četvrtine i uklonite tvrdu središnju peteljku, a zatim nasjeckajte što sitnije. Stavite u posudu od 2,25 litara/4 pt/10 šalica sa svim preostalim sastojcima. Dobro promiješajte s dvije žlice. Pokrijte prozirnom folijom (plastičnom folijom) i zarežite je dva puta kako bi para izašla. Kuhajte na Defrost 45 minuta, okrećući posudu četiri puta. Ostavite na kuhinjskoj temperaturi preko noći da okusi sazriju. Za posluživanje stavite pojedinačne porcije na bočne tanjure i pokrijte ih kuhinjskim papirom. Zagrijte pojedinačno na Full, ostavljajući svaki oko 1 minutu. Čvrsto pokrijte i zatim ohladite sve ostatke.

Pirjana bamija s rajčicama na grčki način

Poslužuje 6–8

Vrlo marginalno istočnjačkog karaktera, ovo pomalo neuobičajeno jelo od povrća postalo je održiv prijedlog sada kada je bamija (ženski prstići) dostupnija. Ovaj recept je odličan uz janjetinu ili kao samostalno jelo, posluženo s rižom.

900 g/2 lb bamije, s vrhom i repom
Sol i svježe mljeveni crni papar
90 ml/6 žlica sladnog octa
45 ml/3 žlice maslinovog ulja
2 glavice luka oguljene i sitno nasjeckane
6 rajčica, blanširanih, oguljenih i krupno nasjeckanih
15 ml/1 žlica svijetlog mekanog smeđeg šećera

Raširite bamiju na veliki ravni tanjur. Kako biste smanjili šanse da se bamija rascijepi i poprimi sluzav osjećaj, pospite je solju i octom. Ostavite da odstoji 30 minuta. Operite i osušite kuhinjskim papirom. Ulijte ulje u posudu od 2,5 litara/4½ pt/11 šalica i dodajte luk. Kuhajte bez poklopca na punoj temperaturi 7 minuta, miješajući tri puta. Umiješajte sve preostale sastojke uključujući bamiju i začinite po želji. Pokrijte tanjurom i kuhajte na punoj temperaturi 9-10 minuta, miješajući tri ili četiri puta, dok bamija ne omekša. Ostavite da odstoji 3 minute prije posluživanja.

Zeleni s rajčicama, lukom i maslacem od kikirikija

Poslužuje 4–6

Probajte ovaj malavijski specijalitet s narezanim bijelim kruhom kao vegetarijansko glavno jelo ili poslužite kao prilog uz piletinu.

450 g/1 lb proljetnog zelja (zelene ogrlice), sitno nasjeckanog
150 ml/¼ pt/2/3 šalice kipuće vode
5–7,5 ml/1–1½ žličice soli
4 rajčice, blanširane, oguljene i narezane na ploške
1 velika glavica luka sitno nasjeckana
60 ml/4 žlice hrskavog maslaca od kikirikija

Stavite zelje u posudu od 2,25 litara/4 pt/10 šalica. Umiješajte vodu i sol. Pokrijte prozirnom folijom (plastičnom folijom) i zarežite je dva puta kako bi para izašla. Kuhajte na punoj temperaturi 20 minuta. Otklopite i umiješajte rajčice, luk i maslac od kikirikija. Pokrijte kao prije i kuhajte na punoj temperaturi 5 minuta.

Slatko-kiselo vrhnje od cikle

Služi 4

Ovaj atraktivan način predstavljanja cikle datira još iz 1890. godine, ali je trenutno ponovno u modi.

450 g/1 lb kuhane cikle (cvekla), krupno naribane
150 ml/¼ pt/2/3 šalice dvostrukog (gustog) vrhnja
Sol
15 ml/1 žlica octa
30 ml/2 žlice demerara šećera

Stavite ciklu u posudu od 900 ml/1½ pt/3¾ šalice s vrhnjem i soli po ukusu. Pokrijte tanjurom i zagrijavajte na punoj temperaturi 3 minute, jednom miješajući. Umiješajte ocat i šećer i odmah poslužite.

Cikla u naranči

Poslužuje 4–6

Živahan i originalan dodatak božićnom mesu i peradi.

450 g/1 lb kuhane cikle (crvene repe), oguljene i narezane na ploške
75 ml/5 žlica svježe iscijeđenog soka od naranče
15 ml/1 žlica sladnog octa
2,5 ml/½ žličice soli
1 češanj češnjaka, oguljen i zgnječen

Stavite ciklu u plitku posudu promjera 18 cm/7. Pomiješajte preostale sastojke i prelijte preko cikle. Pokrijte prozirnom folijom (plastičnom folijom) i zarežite je dva puta kako bi para izašla. Kuhajte na punoj 6 minuta, okrećući posudu tri puta. Ostavite stajati 1 minutu.

Celer s ljuskama

Poslužuje 6

Zgodan zimski prilog u gurmanskom stilu koji se rado slaže s ribom i
peradi.

4 mršave ploške (šnite) slanine nasjeckane
900 g/2 lb celera (korijen celera)
300 ml/½ pt/1¼ šalice hladne vode
15 ml/1 žlica soka od limuna
7,5 ml/1½ žličice soli
300 ml/½ pt/1¼ šalice jednostruke (svijetle) kreme
1 mala vrećica čipsa (čipsa), zgnječenog u vrećici

Slaninu stavite na tanjur i prekrijte kuhinjskim papirom. Kuhajte na
punoj temperaturi 3 minute. Celer debelo ogulite, dobro operite i svaku
glavicu narežite na osam dijelova. Stavite u posudu od 2,25 litara/4
pt/10 šalica s vodom, limunovim sokom i soli. Pokrijte prozirnom
folijom (plastičnom folijom) i zarežite je dva puta kako bi para izašla.
Kuhajte na punoj temperaturi 20 minuta, okrećući posudu četiri puta.
Ocijediti. Narežite celer i vratite u posudu. Umiješajte slaninu i vrhnje
te pospite čipsom. Kuhajte bez poklopca na punoj temperaturi 4
minute, okrećući posudu dvaput. Ostavite da odstoji 5 minuta prije
posluživanja.

Celer s holandskim umakom od naranče

Poslužuje 6

*Celer s veličanstveno zlatnim, blistavim preljevom od citrusnog umaka
Hollandaise za probati s patkom i divljači.*

900 g/2 lb celera (korijen celera)
300 ml/½ pt/1¼ šalice hladne vode
15 ml/1 žlica soka od limuna
7,5 ml/1½ žličice soli
Malteški umak
1 vrlo slatka naranča, oguljena i izrezana na segmente

Celer debelo ogulite, dobro operite i svaku glavicu narežite na osam
dijelova. Stavite u posudu od 2,25 litara/4 pt/10 šalica s vodom,
limunovim sokom i soli. Pokrijte prozirnom folijom (plastičnom
folijom) i zarežite je dva puta kako bi para izašla. Kuhajte na punoj
temperaturi 20 minuta, okrećući posudu četiri puta. Ocijediti. Narežite
celer i vratite u posudu. Držite vruće. Napravite malteški umak i
žlicom prelijte celer. Ukrasite segmentima naranče.

Slimmersov lonac za povrće

Služi 2

Pripremite kao za Slimmer's Fish Pot ali izostavite ribu. U kuhano povrće sa začinima i začinskim biljem dodajte meso 2 avokada narezano na kockice. Pokrijte i ponovno zagrijavajte na punoj temperaturi 1½ minute.

Slimmersov lonac za povrće s jajima

Služi 2

Pripremite kao za Slimmer's Vegetable Pot, ali svaki dio pospite s 1 nasjeckanim tvrdo kuhanim (tvrdo kuhanim) jajetom.

Ratatouille

Poslužuje 6–8

Eksplozija mediteranskih okusa i boja sastavni je dio ovog
veličanstvenog lonca od povrća. Vruće, hladno ili toplo – čini se da
ide uz sve.

60 ml/4 žlice maslinovog ulja
3 glavice luka oguljene i krupno nasjeckane
1–3 zgnječena češnja češnjaka
225 g/8 oz tikvica (tikvica), tanko narezanih
350 g/12 oz/3 šalice kockica patlidžana (patlidžana)
1 velika crvena ili zelena (babura) paprika, očišćena od sjemenki i
nasjeckana
3 zrele rajčice, oguljene, blanširane i nasjeckane
30 ml/2 žlice pirea od rajčice (pasta)
20 ml/4 žličice svijetlog mekanog smeđeg šećera
10 ml/2 žličice soli
45–60 ml/3–4 žlice nasjeckanog peršina

Ulijte ulje u posudu od 2,5 litara/4½ pt/11 šalica. Zagrijte
nepoklopljeno na punoj temperaturi 1 minutu. Pomiješajte luk i
češnjak. Kuhajte nepoklopljeno na punoj temperaturi 4 minute.
Umiješajte sve preostale sastojke osim polovice peršina. Poklopite
tanjurom i kuhajte na Punoj 20 minuta, miješajući tri ili četiri puta.
Otklopite i kuhajte na punoj temperaturi 8-10 minuta, miješajući četiri

puta, dok većina tekućine ne ispari. Umiješajte preostali peršin.

Poslužite odmah ili ohladite, poklopite i ohladite ako ćete jesti kasnije.

Karamelizirani pastrnjak

Služi 4

*Idealno uz sva pečenja od peradi i govedine, za ovo odaberite mladi
pastrnjak ne veći od velike mrkve.*

450 g malog pastrnjaka, narezanog na tanke ploške
45 ml/3 žlice vode
25 g/1 oz/2 žlice maslaca
7,5 ml/1½ žlice tamnog mekog smeđeg šećera
Sol

Stavite pastrnjak u posudu od 1,25 litara/2¼ pt/5½ šalice s vodom.
Pokrijte prozirnom folijom (plastičnom folijom) i zarežite je dva puta
kako bi para izašla. Kuhajte na punoj temperaturi 8-10 minuta,
okrećući posudu i lagano protresajući sadržaj dva puta, dok ne omekša.
Ocijedite vodu. Dodajte maslac i šećer i promiješajte pastrnjak da se
dobro prekrije. Zagrijte nepoklopljeno na punoj temperaturi 1–1½
minute dok ne postane glatko. Pospite solju i odmah jedite.

Pastrnjak s umakom od jaja i mrvica od maslaca

Služi 4

450 g/1 lb pastrnjaka, narezanog na kockice
45 ml/3 žlice vode
75 g/3 oz/1/3 šalice neslanog (slatkog) maslaca
4 mlada luka, sitno nasjeckana
45 ml/3 žlice svijetlo preprženih krušnih mrvica
1 tvrdo kuhano (tvrdo kuhano) jaje, naribano
30 ml/2 žlice sitno nasjeckanog peršina
Sok od ½ malog limuna

Stavite pastrnjak u posudu od 1,5 litara/2½ pt/6 šalica s vodom.
Pokrijte prozirnom folijom (plastičnom folijom) i zarežite je dva puta
kako bi para izašla. Kuhajte na punoj temperaturi 8-10 minuta.
Ostavite da odstoji dok pripremate umak. Stavite maslac u mjerni vrč i
otopite ga bez poklopca na odmrzavanju 2-2½ minute. Umiješajte luk i
kuhajte, nepoklopljeno, na Defrost 3 minute, miješajući dva puta.
Pomiješajte sve preostale sastojke i zagrijavajte na Defrost 30 sekundi.
Pastrnjak ocijedite i prebacite u zagrijanu posudu za posluživanje.
Premažite umakom od mrvica i odmah poslužite.

Kolač od sira s maslacem od voća i orašastih plodova

Poslužuje 8–10

Kolač od sira u kontinentalnom stilu, kakav ćete pronaći u kvalitetnoj slastičarnici.

45 ml/3 žlice narezanih badema

75 g/3 oz/2/3 šalice maslaca

175 g/6 oz/1½ šalice zobenog keksa (kolačić) ili digestivnog keksa (Graham kreker) mrvica

450 g/1 lb/2 šalice skute (glatke skute), na kuhinjskoj temperaturi

125 g/4 oz/½ šalice sitnog (superfinog) šećera

15 ml/1 žlica kukuruznog brašna (kukuruzni škrob)

3 jaja, na kuhinjskoj temperaturi, istučena

Sok od ½ svježe limete ili limuna

30 ml/2 žlice grožđica

Stavite bademe na tanjur i tostirajte, nepokrivene, na Full 2-3 minute. Otopite maslac, bez poklopca, na odmrzavanju 2-2½ minute. Posudu promjera 20 cm/8 temeljito premažite maslacem i prekrijte podlogu i stranice mrvicama keksa. Sir istucite sa svim preostalim sastojcima te umiješajte bademe i otopljeni maslac. Ravnomjerno rasporedite po biskvitnim mrvicama i lagano pokrijte kuhinjskim papirom. Kuhajte na Defrost 24 minute, okrećući posudu četiri puta. Izvadite iz mikrovalne i ostavite da se ohladi. Ohladite najmanje 6 sati prije rezanja.

Konzervirani kolač od đumbira

Poslužuje 8

225 g/8 oz/2 šalice samodizajućeg (samodizajućeg) brašna
10 ml/2 žličice miješanih (pita od jabuka) začina
125 g/4 oz/½ šalice maslaca ili margarina, na kuhinjskoj temperaturi
125 g/4 oz/½ šalice svijetlog mekanog smeđeg šećera
100 g/4 oz/1 šalica nasjeckanog konzerviranog đumbira u sirupu
2 jaja, istučena
75 ml/5 žlica hladnog mlijeka
Šećer u prahu (slastičarski), za posipanje

Posudu za soufflé promjera 20 cm/8 ili sličnu posudu s ravnim stranicama dobro obložite prozirnom folijom (plastičnom folijom) tako da malo visi preko ruba. Prosijte brašno i začine u zdjelu. Fino utrljati maslac ili margarin. Vilicom umiješajte šećer i đumbir, pazeći da su ravnomjerno raspoređeni. Umiješajte u mekanu smjesu s jajima i mlijekom. Kada se glatko sjedini, žlicom stavljati u pripremljenu posudu i lagano pokriti kuhinjskim papirom. Pecite na punoj temperaturi 6½-7½ minuta dok se kolač dobro ne digne i počne skupljati sa strane. Ostavite da odstoji 15 minuta. Premjestite na rešetku držeći prozirnu foliju. Odlijepite omot kada je hladan i spremite kolač u hermetički zatvorenu posudu. Prije posluživanja pospite šećerom u prahu.

Konzervirani kolač od đumbira s narančom

Poslužuje 8

Pripremite kao kolač od konzerviranog đumbira, ali dodajte krupno naribanu koru 1 manje naranče s jajima i mlijekom.

Medena torta s orasima

Poslužuje 8–10

Zvijezda torte, puna slatkoće i svjetla. Grčkog je porijekla, gdje je poznat kao karitopitta. Poslužite uz kavu na kraju obroka.

Za bazu:

100 g/3½ oz/½ šalice maslaca, na kuhinjskoj temperaturi

175 g/6 oz/¾ šalice svijetlog mekanog smeđeg šećera

4 jaja, na kuhinjskoj temperaturi

5 ml/1 žličica esencije vanilije (ekstrakt)

10 ml/2 žličice sode bikarbone (soda bikarbona)

10 ml/2 žličice praška za pecivo

5 ml/1 žličica mljevenog cimeta

75 g/3 oz/¾ šalice glatkog (višenamjenskog) brašna

75 g/3 oz/¾ šalice kukuruznog brašna (kukuruzni škrob)

100 g/3½ oz/1 šalica narezanih (narezanih) badema

Za sirup:

200 ml/7 fl oz/malo 1 šalice tople vode

60 ml/4 žlice tamnog mekog smeđeg šećera

5 cm/2 u komadu štapića cimeta

5 ml/1 žličica soka od limuna

150 g/5 oz/2/3 šalice bistrog tamnog meda

Za ukras:

60 ml/4 žlice nasjeckanih miješanih orašastih plodova

30 ml/2 žlice tamnog čistog meda

Da biste napravili podlogu, dobro obložite dno i stranice posude za soufflé promjera 18 cm/7 prozirnom folijom (plastičnom folijom) tako da lagano visi preko ruba. Stavite sve sastojke osim badema u zdjelu multipraktika i uključite stroj dok smjesa ne postane glatka i ravnomjerna. Ubacite bademe nakratko da se ne raspadnu previše. Smjesu rasporedite u pripremljenu posudu i lagano prekrijte kuhinjskim papirom. Kuhajte na punoj temperaturi 8 minuta, dvaput okrećući posudu, dok kolač ne naraste, a vrh bude začinjen malim zračnim džepovima. Ostavite da odstoji 5 minuta, zatim preokrenite u plitku posudu za posluživanje i skinite prozirnu foliju.

Da biste napravili sirup, stavite sve sastojke u vrč i kuhajte bez poklopca na punoj temperaturi 5-6 minuta ili dok smjesa ne počne mjehuriti. Pažljivo promatrajte u slučaju da počne kuhati. Ostavite da odstoji 2 minute, zatim lagano promiješajte drvenom kuhačom da se sastojci glatko izmiješaju. Žlicom polako prelijevajte po kolaču dok ne upije sva tekućina. Pomiješajte orahe i med u maloj posudi. Zagrijte, nepokriveno, na Punoj 1½ minute. Premažite ili žlicom po vrhu torte.

Medeni kolač od đumbira

Poslužuje 10–12

45 ml/3 žlice marmelade od naranče

225 g/8 oz/1 šalica bistrog tamnog meda

2 jaja

125 ml/4 fl oz/½ šalice kukuruznog ili suncokretovog ulja

150 ml/¼ pt/2/3 šalice tople vode

250 g/9 oz/veliko 2 šalice samodizajućeg (samodizajućeg) brašna

5 ml/1 žličica sode bikarbone (soda bikarbona)

3 žličice mljevenog đumbira

10 ml/2 žličice mljevene pimente

5 ml/1 žličica mljevenog cimeta

Duboku posudu za sufle od 1,75 litara/3 pt/7½ šalice za sufle dobro obložite prozirnom folijom (plastičnom folijom) tako da malo visi preko ruba. Stavite marmeladu, med, jaja, ulje i vodu u multipraktik i miksajte dok ne postane glatko, a zatim isključite. Prosijte zajedno sve preostale sastojke i žlicom stavite u zdjelu procesora. Pustite stroj dok se smjesa dobro ne sjedini. Žlicom stavljati u pripremljenu posudu i lagano pokriti kuhinjskim papirom. Pecite na punoj temperaturi 10–10½ minuta dok se kolač dobro ne digne i vrh ne bude prekriven sitnim otvorima za zrak. Pustite da se gotovo potpuno ohladi u posudi, a zatim prebacite na rešetku držeći prozirnu foliju. Pažljivo odlijepite prozirnu foliju i ostavite dok se potpuno ne ohladi. Čuvajte u hermetički zatvorenoj posudi 1 dan prije rezanja.

Kolač sa sirupom od đumbira

Poslužuje 10–12

Pripremite kao medeni kolač s đumbirom, ali med zamijenite zlatnim (svijetlim kukuruznim) sirupom.

Tradicionalni medenjaci

Poslužuje 8–10

Zimska priča najbolje vrste, bitna za Noć vještica i noć Guya Fawkesa.

175 g/6 oz/1½ šalice glatkog (višenamjenskog) brašna
15 ml/1 žlica mljevenog đumbira
5 ml/1 žličica mljevene pimente
10 ml/2 žličice sode bikarbone (soda bikarbona)
125 g/4 oz/1/3 šalice zlatnog (svijetlog kukuruznog) sirupa
25 ml/1½ žlice crnog melase (melase)
30 ml/2 žlice tamnog mekog smeđeg šećera
45 ml/3 žlice svinjske masti ili bijele masnoće za kuhanje (smaj)
1 veliko jaje, istučeno
60 ml/4 žlice hladnog mlijeka

Dno i stranice posude za soufflé promjera 15 cm/6 čvrsto obložite prozirnom folijom (plastičnom folijom) tako da malo visi preko ruba. U zdjelu za miješanje prosijte brašno, đumbir, piment i sodu bikarbonu. Stavite sirup, melasu, šećer i mast u drugu posudu i zagrijte nepoklopljeno na punoj temperaturi 2½-3 minute dok se mast ne otopi. Dobro promiješajte da se sjedini. Vilicom umiješajte u suhe sastojke s jajetom i mlijekom. Kad se dobro sjedini, premjestiti u pripremljenu posudu i malo pokriti kuhinjskim papirom. Kuhajte na punoj temperaturi 3-4 minute dok se medenjak dobro ne digne s naznakom sjaja na vrhu. Ostavite da odstoji 10 minuta. Premjestite na rešetku držeći prozirnu foliju. Odlijepite samoljepljivu foliju i čuvajte medenjake u hermetički zatvorenoj posudi 1-2 dana prije rezanja.

Narančasti medenjak

Poslužuje 8–10

Pripremite kao tradicionalne medenjake, ali dodajte sitno naribanu koricu 1 manje naranče s jajetom i mlijekom.

Torta od marelice od kave

Poslužuje 8

4 digestivna keksa (Graham krekeri), sitno izmrvljena
225 g/8 oz/1 šalica maslaca ili margarina, na kuhinjskoj temperaturi
225 g/8 oz/1 šalica tamnog mekanog smeđeg šećera
4 jaja, na kuhinjskoj temperaturi
225 g/8 oz/2 šalice samodizajućeg (samodizajućeg) brašna
75 ml/5 žlica esencije kave i cikorije (ekstrakt)
425 g/14 oz/1 velika konzerva polovica marelica, ocijeđenih
300 ml/½ pt/1¼ šalice dvostrukog (gustog) vrhnja
90 ml/6 žlica narezanih (narezanih) badema, tostiranih

Premažite dvije plitke posude promjera 20 cm/8 inča otopljenim maslacem, zatim obložite podloge i stranice mrvicama keksa. Miksajte maslac ili margarin i šećer dok ne postane svijetlo i pjenasto. Umutite jedno po jedno jaje dodajući u svako 15 ml/1 žlicu brašna. Umiješajte preostalo brašno naizmjenično s 45 ml/3 žlice esencije od kave. Ravnomjerno rasporedite u pripremljene posude i pokrijte kuhinjskim papirom. Kuhajte jednu po jednu na punoj temperaturi 5 minuta. Ostavite da se ohladi u posudama 5 minuta, a zatim preokrenite na rešetku. Nasjeckajte tri marelice, a ostatak ostavite sa strane. Umutite vrhnje s preostalom esencijom kave dok ne postane gusto. Izvadite otprilike četvrtinu vrhnja i umiješajte nasjeckane marelice. Koristite za spajanje kolača zajedno. Preostalom kremom premažite vrh i strane.

Torta s rumom i ananasom

Poslužuje 8

Pripremite kao tortu s kavom i marelicama, ali izostavite marelice. Aromatizirajte kremu s 30 ml/2 žlice tamnog ruma umjesto esencije (ekstrakta) kave. U tri četvrtine kreme umiješajte 2 nasjeckana koluta ananasa iz konzerve i upotrijebite za sendvič kolačića. Preostalom kremom premažite vrh i strane i ukrasite prepolovljenim kolutima ananasa. Po želji zapeći sa zelenim i žutim glacé (ušećerenim) višnjama.

Bogati božićni kolač

Radi 1 veliku obiteljsku tortu

Raskošna torta, puna raskoši Božića i dobro obdarena alkoholom. Neka bude običan ili ga premažite marcipanom (tijesto od badema) i bijelom glazurom (glazura).

200 ml/7 tečnih oz/nedovoljno 1 šalica slatkog šerija

75 ml/5 žlica rakije

5 ml/1 žličica miješanih (pita od jabuka) začina

5 ml/1 žličica esencije vanilije (ekstrakt)

10 ml/2 žličice tamnog mekanog smeđeg šećera

350 g/12 oz/2 šalice miješanog suhog voća (mješavina za voćni kolač)

15 ml/1 žlica nasjeckane miješane kore

15 ml/1 žlica crvenih glacé (kandiranih) višanja

50 g/2 oz/1/3 šalice suhih marelica

50 g/2 oz/1/3 šalice nasjeckanih datulja

Sitno naribana kora 1 manje naranče

50 g/2 oz/½ šalice nasjeckanih oraha

125 g/4 oz/½ šalice neslanog (slatkog) maslaca, otopljenog

175 g/6 oz/¾ šalice tamnog mekanog smeđeg šećera

125 g/4 oz/1 šalica samodizajućeg (samodizajućeg) brašna

3 manja jaja

Stavite sherry i brandy u veliku zdjelu za miješanje. Pokrijte tanjurom i kuhajte na Punoj 3-4 minute dok smjesa ne počne mjehuriti. Dodajte začin, vaniliju, 10 ml/2 žličice smeđeg šećera, sušeno voće, miješanu koru, višnje, marelice, datulje, narančinu koricu i orahe. Temeljito promiješajte. Pokrijte tanjurom i zagrijavajte na Defrost 15 minuta, miješajući četiri puta. Ostavite preko noći da okusi sazriju. Posudu za sufle promjera 20 cm/8 usko obložite prozirnom folijom (plastičnom folijom) tako da malo visi preko ruba. U smjesu za kolače umiješajte maslac, smeđi šećer, brašno i jaja. Žlicom stavljati u pripremljenu posudu i pokriti kuhinjskim papirom. Kuhajte na odmrzavanju 30 minuta, okrećući četiri puta. Ostavite da odstoji u mikrovalnoj pećnici 10 minuta. Hladno do mlako, zatim pažljivo prebacite na žičanu rešetku držeći prozirnu foliju. Odlijepite foliju kada je torta hladna. Za pohranu zamotajte u dvostruku debljinu masnog (voštanog) papira, zatim ponovno zamotajte u foliju. Čuvajte na hladnom mjestu oko 2 tjedna prije prekrivanja i glazure.

Brza Simnel torta

Radi 1 veliku obiteljsku tortu

Slijedite recept za bogati božićni kolač i čuvajte ga 2 tjedna. Dan prije posluživanja prerežite tortu na pola da napravite dva sloja. Premažite obje prerezane strane otopljenim pekmezom od marelica (konzervirajte) i sendvič zajedno s 225–300 g/8–11 oz marcipana (tijesto od badema) razvaljanim u debeli krug. Ukrasite vrh minijaturnim uskršnjim jajima i pilićima kupljenim u trgovini.

Kolač sa sjemenkama

Poslužuje 8

Podsjetnik na stara vremena, poznat u Walesu kao kolač za šišanje.

225 g/8 oz/2 šalice samodizajućeg (samodizajućeg) brašna
125 g/4 oz/½ šalice maslaca ili margarina

175 g/6 oz/¾ šalice svijetlog mekanog smeđeg šećera

Sitno naribana kora 1 limuna

10–20 ml/2–4 žličice sjemenki kima

10 ml/2 žličice naribanog muškatnog oraščića

2 jaja, istučena

150 ml/¼ pt/2/3 šalice hladnog mlijeka

75 ml/5 žlica šećera u prahu (slastičarskog), prosijanog

10–15 ml/2–3 žličice soka od limuna

Dno i stranice posude za soufflé promjera 20 cm/8 usko obložite prozirnom folijom (plastičnom folijom) tako da malo visi preko ruba. Prosijte brašno u zdjelu i utrljajte maslac ili margarin. Dodajte smeđi šećer, limunovu koricu, sjemenke kima i muškatni oraščić te umiješajte jaja i mlijeko vilicom u glatko, prilično mekano tijesto. Prebacite u pripremljenu posudu i prekrijte kuhinjskim papirom. Kuhajte na punoj temperaturi 7-8 minuta, dva puta okrećući posudu dok se kolač ne digne do vrha posude i dok površina ne bude popaprena malim rupicama. Ostavite stajati 6 minuta, a zatim preokrenite na rešetku. Kada je potpuno hladan, skinite prozirnu foliju, zatim okrenite tortu na pravi način. Pomiješajte šećer u prahu i limunov sok da dobijete gustu pastu. Premažite po vrhu torte.

Jednostavan voćni kolač

Poslužuje 8

225 g/8 oz/2 šalice samodizajućeg (samodizajućeg) brašna
10 ml/2 žličice miješanih (pita od jabuka) začina
125 g/4 oz/½ šalice maslaca ili margarina
125 g/4 oz/½ šalice svijetlog mekanog smeđeg šećera
175 g/6 oz/1 šalica miješanog suhog voća (mješavina za voćni kolač)
2 jaja

75 ml/5 žlica hladnog mlijeka

75 ml/5 žlica šećera u prahu (poslastičarskog).

Posudu za soufflé promjera 18 cm/7 usko obložite prozirnom folijom (plastičnom folijom) tako da malo visi preko ruba. Prosijte brašno i začine u zdjelu i utrljajte maslac ili margarin. Dodajte šećer i suho voće. Umutite jaja i mlijeko i ulijte u suhe sastojke, miješajući vilicom do glatke, meke smjese. Žlicom stavljati u pripremljenu posudu i pokriti kuhinjskim papirom. Pecite na punoj temperaturi 6½-7 minuta dok se kolač dobro ne digne i tek se počne skupljati od zidova posude. Izvadite iz mikrovalne i ostavite da odstoji 10 minuta. Premjestite na rešetku držeći prozirnu foliju. Kad se potpuno ohladi, skinite prozirnu foliju i pospite vrh prosijanim šećerom u prahu.

Kolač od datulja i oraha

Poslužuje 8

Pripremite kao jednostavnu voćnu tortu, ali suho voće zamijenite mješavinom nasjeckanih datulja i oraha.

Torta od mrkve

Poslužuje 8

*Nekad nazvan rajski kolač, ovaj prekooceanski uvoz s nama je već
mnogo godina i nikada ne gubi svoju privlačnost.*

Za tortu:

3-4 mrkve narezane na kockice

50 g/2 oz/½ šalice komadića oraha

50 g/2 oz/½ šalice pakiranih nasjeckanih datulja, uvaljanih u šećer

175 g/6 oz/¾ šalice svijetlog mekanog smeđeg šećera

2 velika jaja, na kuhinjskoj temperaturi

175 ml/6 fl oz/¾ šalice suncokretovog ulja

5 ml/1 žličica esencije vanilije (ekstrakt)

30 ml/2 žlice hladnog mlijeka

150 g/5 oz/1¼ šalice glatkog (višenamjenskog) brašna

5 ml/1 žličica praška za pecivo

4 ml/¾ žličice sode bikarbone (soda bikarbona)

5 ml/1 žličica miješanih (pita od jabuka) začina

Za glazuru od krem sira:

175 g/6 oz/¾ šalice punomasnog krem sira, na kuhinjskoj temperaturi

5 ml/1 žličica esencije vanilije (ekstrakt)

75 g/3 oz/½ šalice šećera u prahu (slastičarskog), prosijanog

15 ml/1 žlica svježe iscijeđenog soka od limuna

Za izradu torte premažite kalup za mikrovalnu pećnicu promjera 20 cm/8 uljem i obložite podlogu neljepljivim papirom za pečenje. Stavite mrkvu i komade oraha u blender ili multipraktik i uključite stroj dok oboje ne bude grubo nasjeckano. Prebacite u zdjelu i izradite datulje, šećer, jaja, ulje, aromu vanilije i mlijeko. Prosijte suhe sastojke, a zatim vilicom umiješajte u smjesu mrkve. Prebaciti u pripremljeni kalup. Pokrijte prozirnom folijom (plastičnom folijom) i zarežite je dva puta kako bi para izašla. Kuhajte na punoj 6 minuta, okrećući tri puta. Ostavite da odstoji 15 minuta, zatim preokrenite na rešetku. Uklonite papir. Preokrenite na tanjur kad se potpuno ohladi.

Za glazuru od krem sira tucite sir dok ne postane glatko. Dodajte ostale sastojke i lagano miksajte dok smjesa ne postane glatka. Deblje premažite po vrhu torte.

Kolač od pastrnjaka

Poslužuje 8

Pripremite kao kolač od mrkve, ali umjesto mrkve zamijenite 3 manja pastrnjaka.

Kolač od bundeve

Poslužuje 8

Pripremite kao za tortu od mrkve, ali umjesto mrkve zamijenite oguljenu bundevu, dopuštajući srednju krišku koja bi trebala dati oko 175 g/6 oz mesa sa sjemenkama. Zamijenite tamni meki smeđi šećer za svijetli i alevu papriku za miješane začine (pita od jabuka).

Skandinavska torta s kardamomom

Poslužuje 8

Kardamom se mnogo koristi u skandinavskom pekarstvu, a ovaj kolač tipičan je primjer egzotike sjeverne hemisfere. Probajte svoju lokalnu trgovinu etno hranom ako imate problema s nabavom mljevenog kardamoma.

Za tortu:
175 g/6 oz/1½ šalice samodizajućeg (samodizajućeg) brašna
2,5 ml/½ žličice praška za pecivo
75 g/3 oz/2/3 šalice maslaca ili margarina, na kuhinjskoj temperaturi
75 g/3 oz/2/3 šalice svijetlog mekog smeđeg šećera
10 ml/2 žličice mljevenog kardamoma
1 jaje
Hladno mlijeko

236

Za preljev:

30 ml/2 žlice narezanih badema, prženih

30 ml/2 žlice svijetlog mekanog smeđeg šećera

5 ml/1 žličica mljevenog cimeta

Obložite duboku posudu promjera 16,5 cm/6½ prozirnom folijom (plastičnom folijom) tako da malo visi preko ruba. Prosijte brašno i prašak za pecivo u zdjelu i fino utrljajte maslac ili margarin. Dodajte šećer i kardamom. Umutite jaje u mjerni vrč i dopunite mlijekom do 150 ml/¼ pt/2/3 šalice. Umiješajte suhe sastojke vilicom dok se dobro ne izmiješaju, ali izbjegavajte tučenje. Ulijte u pripremljenu posudu. Sjediniti sastojke za preljev i posuti po kolaču. Pokrijte prozirnom folijom i dva puta zarežite kako bi para izašla. Kuhajte na punoj temperaturi 4 minute, okrećući dva puta. Ostavite da odstoji 10 minuta, zatim pažljivo prebacite na rešetku držeći prozirnu foliju. Pažljivo odlijepite prozirnu foliju kada je torta hladna.

Kruh s voćnim čajem

Pravi 8 kriški

225 g/8 oz/11/3 šalice miješanog suhog voća (mješavina za voćni
kolač)
100 g/3½ oz/½ šalice tamnog mekanog smeđeg šećera
30 ml/2 žlice hladnog jakog crnog čaja
100 g/4 oz/1 šalica samodizajućeg (samodizajućeg) integralnog
brašna
5 ml/1 žličica mljevene pimente
1 jaje, na kuhinjskoj temperaturi, istučeno
8 cijelih badema, blanširanih
30 ml/2 žlice zlatnog (svijetlog kukuruznog) sirupa
Maslac, za mazanje

Dno i stranice posude za soufflé promjera 15 cm/6 čvrsto obložite
prozirnom folijom (plastičnom folijom) tako da lagano visi preko

stranice. Stavite voće, šećer i čaj u zdjelu, poklopite tanjurom i kuhajte na Punoj 5 minuta. Vilicom umiješajte brašno, alevu papriku i jaje pa prebacite u pripremljenu posudu. Po vrhu rasporedite bademe. Lagano pokrijte kuhinjskim papirom i pecite na Odmrzavanje 8-9 minuta dok se kolač dobro ne digne i počne se skupljati od zidova posude. Ostavite da odstoji 10 minuta, zatim prebacite na rešetku držeći prozirnu foliju. Zagrijte sirup u šalici na odmrzavanju 1½ minute. Odlijepite prozirnu foliju s kolača i premažite vrh zagrijanim sirupom. Poslužite narezano na ploške i namazano maslacem.

Victoria sendvič torta

Poslužuje 8

175 g/6 oz/1½ šalice samodizajućeg (samodizajućeg) brašna
175 g/6 oz/¾ šalice maslaca ili margarina, na kuhinjskoj temperaturi
175 g/6 oz/¾ šalice sitnog (superfinog) šećera
3 jaja, na kuhinjskoj temperaturi
45 ml/3 žlice hladnog mlijeka
45 ml/3 žlice džema (sačuvati)
120 ml/4 fl oz/½ šalice dvostrukog (teškog) ili tučenog vrhnja za šlag
Šećer u prahu (slastičarski), prosijani, za posipanje

Obložite dno i stranice dviju plitkih posuda promjera 20 cm/8 prozirnom folijom (plastičnom folijom) tako da malo visi preko ruba. Prosijte brašno na tanjur. Miješajte maslac ili margarin i šećer dok smjesa ne postane svijetla i pahuljasta i postane poput šlaga. Umutite jedno po jedno jaje dodajući u svako 15 ml/1 žlicu brašna. Velikom metalnom žlicom naizmjenično dodajte preostalo brašno s mlijekom. Ravnomjerno rasporediti u pripremljene posude. Labavo prekrijte kuhinjskim papirom. Kuhajte jednu po jednu na punoj temperaturi 4 minute. Ostavite da se ohladi do mlakog, a zatim preokrenite na rešetku. Odlijepite prozirnu foliju i ostavite dok se potpuno ne ohladi. Sendvič zajedno s pekmezom i šlagom i vrh pospite šećerom u prahu prije posluživanja.

Torta od oraha

Poslužuje 8

175 g/6 oz/1½ šalice samodizajućeg (samodizajućeg) brašna
175 g/6 oz/¾ šalice maslaca ili margarina, na kuhinjskoj temperaturi
5 ml/1 žličica esencije vanilije (ekstrakt)
175 g/6 oz/¾ šalice sitnog (superfinog) šećera
3 jaja, na kuhinjskoj temperaturi
50 g/2 oz/½ šalice oraha, sitno nasjeckanih
45 ml/3 žlice hladnog mlijeka
2 količine glazure od maslaca
16 polovica oraha, za ukrašavanje

Obložite dno i stranice dviju plitkih posuda promjera 20 cm/8 prozirnom folijom (plastičnom folijom) tako da malo visi preko ruba. Prosijte brašno na tanjur. Kremasto miješajte maslac ili margarin, aromu vanilije i šećer dok smjesa ne postane svijetla i pahuljasta i postane poput tučenog vrhnja. Umutite jedno po jedno jaje dodajući u svako 15 ml/1 žlicu brašna. Velikom metalnom žlicom umiješajte

240

orahe s preostalim brašnom naizmjence s mlijekom. Ravnomjerno rasporediti u pripremljene posude. Labavo prekrijte kuhinjskim papirom. Kuhajte jednu po jednu na punoj temperaturi 4½ minute. Ostavite da se ohladi do mlakog, a zatim preokrenite na rešetku. Odlijepite prozirnu foliju i ostavite dok se potpuno ne ohladi. Sendvič zajedno s polovicom glazure (glazurom) i prelijte tortu ostatkom.

Kolač od rogača

Poslužuje 8

Pripremite kao za tortu Victoria Sandwich, ali zamijenite 25 g/1 oz/¼ šalice kukuruznog brašna (kukuruzni škrob) i 25 g/1 oz/¼ šalice rogača u prahu za 50 g/2 oz/½ šalice brašna. Sendvič zajedno s vrhnjem i/ili konzerviranim ili svježim voćem. Po želji dodajte 5 ml/1 žličicu esencije (ekstrakta) vanilije u sastojke za kremu.

Jednostavan čokoladni kolač

Poslužuje 8

Pripremite kao za tortu Victoria Sandwich, ali zamijenite 25 g/1 oz/¼ šalice kukuruznog brašna (kukuruzni škrob) i 25 g/1 oz/¼ šalice kakaa (nezaslađena čokolada) u prahu za 50 g/2 oz/½ šalice brašna. Sendvič zajedno s vrhnjem i/ili čokoladnim namazom.

Kolač od badema

Poslužuje 8

241

Pripremite kao Victoria sendvič tortu, ali istu količinu brašna zamijenite s 40 g/1½ oz/3 žlice mljevenih badema. Začinite sastojke kreme s 2,5–5 ml/½–1 žličicom esencije (ekstrakta) badema. Sendvič zajedno s glatkim pekmezom od marelica (konzervirati) i tankim komadom marcipana (tijesto od badema).

Victoria Sandwich Gâteau

Poslužuje 8

Pripremite kao Victoria sendvič tortu ili bilo koju varijantu. Sendvič zajedno s glazurom od vrhnja ili kreme od maslaca (glazura) i/ili marmeladom (konzervirati), čokoladnim namazom, maslacem od kikirikija, skutom od naranče ili limuna, marmeladom od naranče, nadjevom od konzerviranog voća, medom ili marcipanom (tijesto od badema). Gornju i bočnu stranu premažite kremom ili glazurom od maslaca. Ukrasite svježim ili konzerviranim voćem, orašastim plodovima ili dražejama. Za još bogatiju tortu svaki pečeni koru prije filovanja prepolovite da dobijete ukupno četiri kore.

Čajni biskvit za vrtić

Izrađuje 6 kriški

75 g/3 oz/2/3 šalice sitnog (superfinog) šećera
3 jaja, na kuhinjskoj temperaturi
75 g/3 oz/¾ šalice glatkog (višenamjenskog) brašna
90 ml/6 žlica dvostrukog (gustog) ili tučenog vrhnja za šlag
45 ml/3 žlice džema (sačuvati)
Šećer (superfini), za posipanje

Obložite dno i stranice posude za sufle promjera 18 cm/7 prozirnom folijom (plastičnom folijom) tako da malo visi preko ruba. Stavite šećer u zdjelu i zagrijte ga nepoklopljeno na Defrost 30 sekundi. Dodajte jaja i tucite dok se smjesa ne zapjeni i ne zgusne do konzistencije šlaga. Nježno i lagano metalnom žlicom zarežite i umiješajte brašno. Nemojte tući ili miješati. Kada se sastojci dobro sjedine prebaciti u pripremljenu posudu. Lagano pokrijte kuhinjskim papirom i kuhajte na punoj temperaturi 4 minute. Ostavite da odstoji 10 minuta, zatim prebacite na rešetku držeći prozirnu foliju. Kada se ohladi, skinite prozirnu foliju. Prepolovite i složite u sendvič zajedno s kremom i džemom. Prije posluživanja po vrhu pospite šećerom.

Biskvit od limuna

Izrađuje 6 kriški

Pripremite kao za dječji čajni biskvit, ali dodajte 10 ml/2 žličice sitno naribane limunove kore u zagrijanu smjesu jaja i šećera neposredno prije dodavanja brašna. Sendvič zajedno s lemon curdom i gustim vrhnjem.

Narančasti biskvit

Izrađuje 6 kriški

Pripremite kao za dječji čajni biskvit, ali dodajte 10 ml/2 žličice sitno naribane narančine korice u zagrijanu smjesu jaja i šećera neposredno prije dodavanja brašna. Sendvič zajedno s čokoladnim namazom i gustom kremom.

Espresso kolač od kave

Poslužuje 8

250 g/8 oz/2 šalice samodizajućeg (samodizajućeg) brašna
15 ml/1 žlica/2 vrećice instant espresso kave u prahu
125 g/4 oz/½ šalice maslaca ili margarina
125 g/4 oz/½ šalice tamnog mekanog smeđeg šećera
2 jaja, na kuhinjskoj temperaturi
75 ml/5 žlica hladnog mlijeka

Obložite dno i stranice posude za soufflé promjera 18 cm/7 prozirnom folijom (plastičnom folijom) tako da malo visi preko ruba. Prosijte brašno i kavu u prahu u zdjelu i utrljajte maslac ili margarin. Dodajte šećer. Dobro umutite jaja i mlijeko, a zatim vilicom ravnomjerno umiješajte u suhe sastojke. Žlicom stavljati u pripremljenu posudu i pokriti kuhinjskim papirom. Pecite na punoj temperaturi 6½-7 minuta dok se kolač dobro ne digne i tek se počne skupljati od zidova posude. Ostavite da odstoji 10 minuta. Premjestite na rešetku držeći prozirnu foliju. Kad se potpuno ohladi, skinite prozirnu foliju i spremite kolač u hermetički zatvorenu posudu.

Espresso kolač od naranče i kave

Poslužuje 8

Napravite kolač od espresso kave. Otprilike 2 sata prije posluživanja napravite gustu glazuru (glazuru) miješanjem 175 g/6 oz/1 šalice šećera u prahu (slastičarskog) s dovoljno soka od naranče da dobijete glazuru poput paste. Premazati po vrhu torte, pa ukrasiti ribanom čokoladom, nasjeckanim orasima, stotinama i tisućama itd.

Espresso torta s vrhnjem od kave

Poslužuje 8

Napravite kolač od espresso kave i izrežite ga na dva sloja. Umutite 300 ml/½ pt/1¼ šalice dvostrukog (gustog) vrhnja sa 60 ml/4 žlice hladnog mlijeka dok ne postane gusto. Zasladite s 45 ml/3 žlice sitnog (superfinog) šećera i okusite espresso kavom u prahu. Upotrijebite malo da spojite slojeve zajedno, a zatim ostatak debelo rasporedite po vrhu i boku torte. Po vrhu nabodite lješnjake.

Kolači s grožđicama

Čini 12

125 g/4 oz/1 šalica samodizajućeg (samodizajućeg) brašna
50 g/2 oz/¼ šalice maslaca ili margarina
50 g/2 oz/¼ šalice sitnog (superfinog) šećera
30 ml/2 žlice grožđica
1 jaje
30 ml/2 žlice hladnog mlijeka
2,5 ml/½ žličice esencije vanilije (ekstrakt)
Šećer u prahu (poslastičarski), za posipanje

U zdjelu prosijati brašno i u njega sitno utrljati maslac ili margarin. Dodajte šećer i grožđice. Umutite jaje s mlijekom i esencijom vanilije te vilicom umiješajte u suhe sastojke, bez mućenja miješajte u mekano tijesto. Podijelite između 12 papirnatih kutija za kolače (papira za kolače) i stavite po šest na tanjur za mikrovalnu pećnicu. Labavo prekrijte kuhinjskim papirom. Kuhajte na punoj temperaturi 2 minute. Prebacite na rešetku da se ohladi. Ohlađene pospite prosijanim šećerom u prahu. Čuvati u hermetički zatvorenoj posudi.

Torte od kokosa

Čini 12

Pripremite kao kolače s grožđicama, ali zamijenite 25 ml/1½ žlice osušenog (naribanog) kokosa umjesto grožđica i povećajte količinu mlijeka na 25 ml/1½ žlice.

Kolači s komadićima čokolade

Čini 12

Pripremite kao za Raisin Cup Cakes, ali zamijenite grožđice s 30 ml/2 žlice čokoladnih komadića.

Kolač sa začinima od banane

Poslužuje 8

3 velike zrele banane

175 g/6 oz/¾ šalice mješavine margarina i bijele masnoće za kuhanje

(smjesa), na kuhinjskoj temperaturi

175 g/6 oz/¾ šalice tamnog mekanog smeđeg šećera

10 ml/2 žličice praška za pecivo

5 ml/1 žličica mljevene pimente

225 g/8 oz/2 šalice sladnog smeđeg brašna, poput brašna za žitnice

1 veliko jaje, istučeno

15 ml/1 žlica nasjeckanih pekan oraha

100 g/4 oz/2/3 šalice nasjeckanih datulja

Dno i stranice posude za soufflé promjera 20 cm/8 usko obložite prozirnom folijom (plastičnom folijom) tako da malo visi preko ruba. Banane ogulite i dobro izgnječite u zdjeli. Umutiti obje masnoće. Umiješajte šećer. Prašak za pecivo i alevu papriku pomiješajte s brašnom. Vilicom umiješajte u smjesu banana s jajima, orasima i datuljama. Glatko rasporedite u pripremljenu posudu. Lagano pokrijte kuhinjskim papirom i kuhajte na Punoj 11 minuta, okrećući posudu tri puta. Ostavite da odstoji 10 minuta. Premjestite na rešetku držeći prozirnu foliju. Potpuno ohladite, zatim skinite prozirnu foliju i kolač spremite u hermetički zatvorenu posudu.

Banana Spice Cake s glazurom od ananasa

Poslužuje 8

Napravite kolač od začina od banane. Otprilike 2 sata prije posluživanja, prekrijte tortu gustom glazurom (glazurom) napravljenom prosijanjem 175 g/6 oz/1 šalice šećera u prahu (poslastičarskog) u zdjelu i miješanjem u glazuru poput paste s nekoliko kapi sok od ananasa. Kad se stegne, ukrasite suhim čipsom od banane.

Glazura od maslaca

Čini 225 g/8 oz/1 šalicu

75 g/3 oz/1/3 šalice maslaca, na kuhinjskoj temperaturi
175 g/6 oz/1 šalica šećera u prahu (poslastičarskog), prosijanog
10 ml/2 žličice hladnog mlijeka
5 ml/1 žličica esencije vanilije (ekstrakt)
Šećer u prahu (poslastičarski), za posipanje (po želji)

Tucite maslac dok ne posvijetli, zatim postupno umiješajte šećer dok ne postane lagan, pjenast i udvostruči volumen. Pomiješajte mlijeko i aromu vanilije i tucite glazuru (glazuru) dok ne postane glatka i gusta.

Čokoladna glazura

Čini 350 g/12 oz/1½ šalice

Glazura (glazura) u američkom stilu korisna je za prelijevanje bilo kojeg običnog kolača.

30 ml/2 žlice maslaca ili margarina
60 ml/4 žlice mlijeka
30 ml/2 žlice kakaa (nezaslađene čokolade) u prahu
5 ml/1 žličica esencije vanilije (ekstrakt)
300 g/10 oz/1 2/3 šalice šećera u prahu (poslastičarskog), prosijanog

U zdjelu stavite maslac ili margarin, mlijeko, kakao i aromu vanilije. Kuhajte bez poklopca na Defrost 4 minute dok se ne zagrije i dok se mast ne otopi. Tucite prosijani šećer u prahu dok glazura ne postane glatka i prilično gusta. Koristite odmah.

Fruited Health Wedges

Čini 8

100 g/3½ oz sušenih kolutića jabuke
75 g/3 oz/¾ šalice samodizajućeg (samodizajućeg) integralnog brašna
75 g/3 oz/¾ šalice zobenih pahuljica
75 g/3 oz/2/3 šalice margarina
75 g/3 oz/2/3 šalice tamnog mekanog smeđeg šećera
6 kalifornijskih suhih šljiva, nasjeckanih

Kolutiće jabuka namočite preko noći u vodi. Dno i stranice plitke posude promjera 18 cm/7 dobro obložite prozirnom folijom (plastičnom folijom) tako da malo visi preko ruba. U zdjelu staviti brašno i zobene pahuljice, dodati margarin i vrhovima prstiju fino utrljati. Umiješajte šećer da dobijete mrvičastu smjesu. Polovicu rasporedite po dnu pripremljenog jela. Ocijedite i nasjeckajte kolutove jabuka. Nježno pritisnite suhim šljivama preko smjese zobenih pahuljica. Po vrhu ravnomjerno pospite ostatak smjese zobenih pahuljica. Kuhajte bez poklopca na punoj temperaturi 5½–6 minuta. Ostavite da se potpuno ohladi u posudi. Podignite držeći prozirnu foliju, zatim ogulite prozirnu foliju i izrežite na kriške. Čuvati u hermetički zatvorenoj posudi.

Plodovi zdravlja s plodovima s marelicama

Čini 8

Pripremite kao za Fruited Health Wedges, ali

suhe šljive zamijenite 6 dobro opranih suhih marelica.

Prhko tijesto

Pravi 12 klinova

225 g/8 oz/1 šalica neslanog (slatkog) maslaca, na kuhinjskoj temperaturi

125 g/4 oz/½ šalice sitnog (superfinog) šećera, plus dodatak za posipanje

350 g/12 oz/3 šalice glatkog (višenamjenskog) brašna

Namastite i obložite temelj duboke posude promjera 20 cm/8. Miksajte maslac i šećer dok ne postanu svijetli i pjenasti, a zatim umiješajte brašno dok ne postane glatko i ravnomjerno. Glatko rasporedite u pripremljenu posudu i sve izbockajte vilicom. Kuhajte nepoklopljeno na odmrzavanju 20 minuta. Izvadite iz mikrovalne i pospite sa 15 ml/1 žlicom šećera. Izrežite na 12 klinova dok je još malo topao. Pažljivo prebacite na rešetku i ostavite da se potpuno ohladi. Čuvati u hermetički zatvorenoj posudi.

Ekstra hrskavo pecivo

Pravi 12 klinova

Pripremite kao prhko pecivo, ali zamijenite 25 g/1 oz/¼ šalice griza (pšeničnog vrhnja) za 25 g/1 oz/¼ šalice brašna.

Ekstra glatko prhko tijesto

Pravi 12 klinova

Pripremite kao prhko pecivo, ali zamijenite 25 g/1 oz/¼ šalice kukuruznog brašna (kukuruzni škrob) za 25 g/1 oz/¼ šalice brašna.

Začinjeno prhko pecivo

Pravi 12 klinova

Pripremite kao prhko pecivo, ali prosijte u 10 ml/2 žličice pomiješanih (pita od jabuka) začina s brašnom.

Prhki kolač na nizozemski način

Pravi 12 klinova

Pripremite kao prhko pecivo, ali zamijenite glatko brašno samodizajućim (samodizajućim) brašnom i prosijte 10 ml/2 žličice mljevenog cimeta s brašnom. Prije kuhanja premažite vrh s 15–30 ml/1–2 žlice vrhnja, zatim nježno pritisnite na lagano pržene bademe u listićima (narezane na listiće).

Kuglice s cimetom

Čini 20

Specijalitet praznika Pesah, križanac biskvita (kolačića) i kolača, koji se čini da se bolje ponaša u mikrovalnoj pećnici nego kad se peče na uobičajen način.

2 veća bjelanjka
125 g/4 oz/½ šalice sitnog (superfinog) šećera
30 ml/2 žlice mljevenog cimeta
225 g/8 oz/2 šalice mljevenih badema
Prosijani šećer u prahu (poslastičarski).

Bjelanjke tucite dok se tek ne počnu pjenasti, a zatim umiješajte šećer, cimet i bademe. Mokrim rukama razvaljajte 20 loptica. Složite u dva koluta, jedan u drugi, oko ruba velikog ravnog tanjura. Kuhajte bez poklopca na punoj temperaturi 8 minuta, okrećući tanjur četiri puta. Ohladite da se samo zagrije, a zatim uvaljajte u šećer u prahu dok svaki ne bude dobro obložen. Ostavite da se potpuno ohladi i pohranite u hermetički zatvorenu posudu.

Zlatna rakija Snaps

Čini 14

Prilično ih je teško napraviti konvencionalno, rade kao san u mikrovalnoj pećnici.

50 g/2 oz/¼ šalice maslaca
50 g/2 oz/1/6 šalice zlatnog (svijetlog kukuruznog) sirupa
40 g/1½ oz/3 žlice zlatnog granuliranog šećera
40 g/1½ oz/1½ žlice sladnog smeđeg brašna, poput brašna za žitnice
2,5 ml/½ žličice mljevenog đumbira
150 ml/¼ pt/2/3 šalice dvostrukog (teškog) ili tučenog vrhnja za šlag

Stavite maslac u posudu i otopite ga bez poklopca na odmrzavanju 2–2½ minute. Dodajte sirup i šećer i dobro promiješajte. Kuhajte nepoklopljeno na punoj temperaturi 1 minutu. Umiješajte brašno i đumbir. Stavite četiri žlice smjese veličine 5 ml/1 žličice vrlo dobro odvojene izravno na stakleni ili plastični okretni tanjur za mikrovalnu pećnicu. Kuhajte na punoj temperaturi 1½–1¾ minute dok konjak ne počne posmeđivati i izgledati čipkasto na vrhu. Pažljivo podignite gramofon iz mikrovalne pećnice i ostavite kekse (kolačiće) da odstoje 5 minuta. Svaki redom podignite pomoću noža za palete. Zamotajte oko drške velike drvene žlice. Stisnite spojeve vrhovima prstiju i kliznite prema kraju žlice s zdjelom. Ponovite s preostala tri biskvita. Kad se stvrdnu, skinite ih s drške i prebacite na žičanu rešetku za hlađenje. Ponavljajte dok ne potrošite preostalu smjesu. Čuvati u hermetički zatvorenoj posudi. Prije konzumacije, u oba kraja svake rakije ulijte gusto vrhnje i pojedite isti dan jer omekšaju stajanjem.

Snaps od čokoladne rakije

Čini 14

Pripremite kao za Golden Brandy Snaps. Prije filovanja kremom rasporedite u lim za pečenje i gornju površinu premažite otopljenom crnom ili bijelom čokoladom. Ostavite da se stegne pa dodajte vrhnje.

Pogačice od lepinja

Čini oko 8

Križanac lepinje i pogače, iznimno su lagani i čine ukusnu poslasticu koja se jede dok su još topli, namazani maslacem i džemom po izboru (konzervirati) ili medom od vrijeska.

225 g/8 oz/2 šalice integralnog brašna
5 ml/1 žličica kreme od zubnog kamenca
5 ml/1 žličica sode bikarbone (soda bikarbona)
1,5 ml/¼ žličice soli
20 ml/4 žličice sitnog (superfinog) šećera
25 g/1 oz/2 žlice maslaca ili margarina
150 ml/¼ pt/2/3 šalice mlaćenice ili zamijenite mješavinom pola običnog jogurta i pola obranog mlijeka ako nije dostupno
Razmućeno jaje, za premazivanje
Dodatnih 5 ml/1 žličica šećera pomiješano s 2,5 ml/½ žličice mljevenog cimeta, za posipanje

U zdjelu prosijte brašno, tartar, sodu bikarbonu i sol. Ubacite šećer i fino utrljajte maslac ili margarin. Dodajte mlaćenicu (ili zamjenu) i miješajte vilicom da dobijete prilično mekano tijesto. Preokrenite na pobrašnjenu površinu i brzo i lagano mijesite dok ne postane glatko. Ravnomjerno izgladite na debljinu od 1 cm/½, zatim izrežite na krugove s kalupom za kekse (kolačiće) od 5 cm/2. Ponovno zarolajte obrezke i nastavite rezati na krugove. Stavite oko ruba maslacem namazanog ravnog tanjura od 25 cm/10. Premažite jajetom i pospite mješavinom šećera i cimeta. Kuhajte bez poklopca na punoj temperaturi 4 minute, okrećući tanjur četiri puta. Ostavite da odstoji 4 minute, zatim prebacite na rešetku. Jedite dok je još toplo.

Pogačice s grožđicama

Čini oko **8**

Pripremite kao Bun Scones, ali dodajte 15 ml/1 žlicu grožđica sa šećerom.

kruhovi

Svaka tekućina koja se koristi u kruhu s kvascem mora biti mlaka – ne vruća ili hladna. Najbolji način za postizanje točne temperature je miješanje pola kipuće tekućine s pola hladne tekućine. Ako vam je i dalje vruće kad umočite drugi zglob malog prsta, malo ga ohladite prije upotrebe. Prevruća tekućina veći je problem nego prehladna jer može uništiti kvasac i spriječiti dizanje kruha.

Osnovno tijesto za bijeli kruh

Za 1 štrucu

Brzo tijesto za kruh za one koji uživaju u pečenju, ali nemaju vremena.

450 g/1 lb/4 šalice oštrog glatkog brašna (za kruh).

5 ml/1 žličica soli

1 vrećica suhog kvasca za jednostavno miješanje

30 ml/2 žlice maslaca, margarina, bijele masnoće za kuhanje

(shortening) ili masti

300 ml/½ pt/1¼ šalice mlake vode

Prosijte brašno i sol u zdjelu. Toplo, nepokriveno, na odmrzavanju 1 minutu. Dodajte kvasac i utrljajte mast. S vodom zamijesite tijesto. Mijesite na pobrašnjenoj površini dok ne postane glatko, elastično i ne bude više ljepljivo. Vratiti u očišćenu i osušenu ali sada malo namašćenu posudu. Pokrijte samu zdjelu, ne tijesto, prozirnom folijom (plastičnom folijom) i dvaput je prorežite kako bi para izašla. Zagrijte na odmrzavanju 1 minutu. Ostavite u mikrovalnoj pećnici 5 minuta. Ponovite tri ili četiri puta dok se tijesto ne udvostruči. Brzo ponovno umijesite, a zatim upotrijebite kao u konvencionalnim receptima ili u receptima za mikrovalnu u nastavku.

Osnovno tijesto za smeđi kruh

Za 1 štrucu

Slijedite recept za osnovno tijesto za bijeli kruh, ali umjesto oštrog (običnog) brašna koristite jedno od sljedećeg:

- pola bijelog i pola integralnog brašna
- sva integralna brašna
- pola sladnog integralnog i pola bijelog brašna
-

Osnovno tijesto za kruh s mlijekom

Za 1 štrucu

Slijedite recept za osnovno tijesto za bijeli kruh, ali umjesto vode koristite nešto od sljedećeg:

- sve obrano mlijeko
- pola punomasnog mlijeka i pola vode

Bap Loaf

Za 1 štrucu

Blijeda štruca s mekom koricom, koja se više jede na sjeveru Britanije nego na jugu.

Napravite osnovno tijesto za bijeli kruh, osnovno tijesto za smeđi kruh ili osnovno tijesto za mliječni kruh. Nakon prvog dizanja brzo i lagano premijesiti pa oblikovati okruglicu debljine oko 5 cm/2. Stavite na namašćen i pobrašnjen okrugli ravni tanjur. Pokrijte kuhinjskim papirom i zagrijte na Defrost 1 minutu. Ostavite da se odmori 4 minute. Ponovite tri ili četiri puta dok se tijesto ne udvostruči. Pospite bijelim ili smeđim brašnom. Kuhajte nepoklopljeno na punoj temperaturi 4 minute. Ohladite na rešetki.

Bap Rolls

Čini 16

Napravite osnovno tijesto za bijeli kruh, osnovno tijesto za smeđi kruh ili osnovno tijesto za mliječni kruh. Nakon prvog dizanja brzo i lagano premijesiti pa podijeliti na 16 dijelova. Oblikujte plosnate okruglice. Oko ruba dva namazana i pobrašnjena tanjura složite po osam peciva. Pokrijte kuhinjskim papirom i pecite, tanjur po tanjur, na Defrost 1 minutu, zatim odmorite 4 minute i ponovite tri ili četiri puta dok se kiflice ne udvostruče. Pospite bijelim ili smeđim brašnom. Kuhajte nepoklopljeno na punoj temperaturi 4 minute. Ohladite na rešetki.

Peciva za hamburger

Čini 12

Pripremite kao za Bap Rolls, ali podijelite tijesto na 12 dijelova umjesto na 16. Stavite šest peciva oko ruba svakog od dva tanjura i pecite prema uputama.

Sweet Bap Rolls s voćem

Čini 16

Pripremite kao Bap Rolls, ali dodajte 60 ml/4 žlice grožđica i 30 ml/2 žlice šećera (superfinog) u suhe sastojke prije nego što ih umiješate u tekućinu.

Cornish Splits

Čini 16

Pripremite kao Bap Rolls, ali nemojte vrhove posipati brašnom prije kuhanja. Hladno prepoloviti i napuniti gustom kremom ili šlagom i džemom od jagoda ili malina (konzervirati). Vrhove dobro pospite prosijanim šećerom u prahu (slastičarskim). Jedite isti dan.

Fancy Rolls

Čini 16

Napravite osnovno tijesto za bijeli kruh, osnovno tijesto za smeđi kruh ili osnovno tijesto za mliječni kruh. Nakon prvog dizanja brzo i lagano premijesiti pa podijeliti na 16 dijelova. Četiri komada oblikujte u okrugle valjuške i svakom zarežite prorez na vrhu. Smotajte četiri komada u užad, svaki 20 cm/8 in dug, i zavežite u čvor. Oblikujte četiri komada u bečke štruce i napravite tri dijagonalna proreza na vrhu svake. Svaki od preostala četiri dijela podijelite na tri, zarolajte u uske konopce i ispletite zajedno. Sve kiflice redati u podmazan i pobrašnjen pleh i ostaviti na toplom dok se ne udvostruče. Premažite vrhove jajetom i pecite uobičajeno na 230°C/450°F/plinska oznaka 8 15-20 minuta. Izvadite iz pećnice i prebacite rolice na rešetku. Čuvati u hermetički zatvorenoj posudi kad je hladan.

Kiflice sa dodacima

Čini 16

Pripremiti kao za Fancy Rolls. Nakon što premažete vrhove rolada jajetom, pospite bilo čime od sljedećeg: makom, tostiranim sjemenkama sezama, sjemenkama komorača, zobenom kašom, mljevenom pšenicom, ribanim tvrdim sirom, krupnom morskom soli, aromatiziranim začinima.

Kruh sa sjemenkama kima

Za 1 štrucu

Napravite osnovno tijesto za smeđi kruh, dodajući 10-15 ml/2-3 žličice sjemenki kima suhim sastojcima prije miješanja u tekućinu. Nakon prvog dizanja lagano premijesiti pa oblikovati kuglu. Stavite u namašćenu okruglu posudu s ravnim stranicama od 450 ml/¾ pt/2 šalice. Pokrijte kuhinjskim papirom i zagrijte na Defrost 1 minutu. Ostavite da se odmori 4 minute. Ponovite tri ili četiri puta dok se tijesto ne udvostruči. Premažite razmućenim jajetom i pospite krupnom soli i/ili dodatnim sjemenkama kima. Prekriti kuhinjskim papirom i kuhati na Punoj 5 minuta, jednom okrenuti posudu. Kuhajte na punoj još 2 minute. Ostavite 15 minuta, zatim pažljivo prevrnite na rešetku.

Raženi kruh

Za 1 štrucu

Napravite osnovno tijesto za smeđi kruh koristeći pola integralnog i pola raženog brašna. Pecite kao za Bap Loaf.

Kruh s uljem

Za 1 štrucu

Napravite osnovno tijesto za bijeli kruh ili osnovno tijesto za smeđi kruh, ali zamijenite ostale masnoće maslinovim, orahovim ili lješnjakovim uljem. Ako tijesto ostane ljepljivo, dodajte još malo brašna. Kuhajte kao za Bap Loaf.

Talijanski kruh

Za 1 štrucu

Napravite osnovno tijesto za bijeli kruh, ali zamijenite maslinovim uljem ostale masnoće i dodajte 15 ml/1 žličicu crvenog pesta i 10 ml/2 žličice pirea (paste) sušene rajčice u suhe sastojke prije nego što ih umiješate u tekućinu. Kuhajte kao za Bap Loaf, dopuštajući dodatnih 30 sekundi.

Španjolski kruh

Za 1 štrucu

Napravite osnovno tijesto za bijeli kruh, ali zamijenite maslinovim uljem ostale masnoće i dodajte 30 ml/2 žlice sušenog luka (u suhom stanju) i 12 nasjeckanih punjenih maslina suhim sastojcima prije umiješanja u tekućinu. Kuhajte kao za Bap Loaf, dopuštajući dodatnih 30 sekundi.

Tikka Masala kruh

Za 1 štrucu

Napravite osnovno tijesto za bijeli kruh, ali zamijenite rastopljeni ghee ili kukuruzno ulje za druge masnoće i dodajte 15 ml/1 žličicu tikka mješavine začina i sjemenke 5 zelenih mahuna kardamoma suhim sastojcima prije miješanja u tekućinu. Kuhajte kao za Bap Loaf, dopuštajući dodatnih 30 sekundi.

Sladni kruh s voćem

Pravi 2 kruha

450 g/1 lb/4 šalice oštrog glatkog brašna (za kruh).
10 ml/2 žličice soli
1 vrećica suhog kvasca za jednostavno miješanje
60 ml/4 žlice mješavine ribiza i grožđica
60 ml/4 žlice ekstrakta slada
15 ml/1 žlica crnog melase (melase)
25 g/1 oz/2 žlice maslaca ili margarina
45 ml/3 žlice mlakog obranog mlijeka
150 ml/¼ pt/2/3 šalice mlake vode
Maslac, za mazanje

Prosijte brašno i sol u zdjelu. Ubacite kvasac i suho voće. U manju posudu stavite ekstrakt slada, melasu i maslac ili margarin. Otopite, bez poklopca, na odmrzavanju 3 minute. Dodajte u brašno s mlijekom i toliko vode da dobijete mekano ali neljepljivo tijesto. Mijesite na pobrašnjenoj površini dok ne postane glatko, elastično i ne bude više ljepljivo. Podijeliti na dva jednaka dijela. Svaki oblikujte tako da stane u podmazanu okruglu ili pravokutnu posudu od 900 ml/1½ pt/3¾ šalice. Posude, ne tijesto, prekrijte prozirnom folijom (plastičnom folijom) i dvaput je prorežite kako bi para izašla. Zagrijte zajedno na odmrzavanju 1 minutu. Ostavite da odstoji 5 minuta. Ponovite tri ili četiri puta dok se tijesto ne udvostruči. Uklonite prozirnu foliju.

Posuđe stavite jedno do drugog u mikrovalnu pećnicu i kuhajte nepoklopljeno na punoj pećnici 2 minute. Obrnite položaj posuđa i kuhajte još 2 minute. Ponovi još jednom. Ostavite da odstoji 10 minuta. Preokrenite na žičanu rešetku. Čuvajte u hermetički zatvorenoj posudi kada je potpuno hladan. Ostavite 1 dan prije rezanja i namazanja maslacem.

Irski soda kruh

Pravi 4 mala kruha

200 ml/7 tečnih oz/malo 1 šalica mlaćenice ili 60 ml/4 žlice obranog
mlijeka i običnog jogurta
75 ml/5 žlica punomasnog mlijeka
350 g/12 oz/3 šalice integralnog brašna
125 g/4 oz/1 šalica glatkog (višenamjenskog) brašna
10 ml/2 žličice sode bikarbone (soda bikarbona)
5 ml/1 žličica kreme od zubnog kamenca
5 ml/1 žličica soli
50 g / 2 oz / ¼ šalice maslaca, margarina ili bijele masnoće za kuhanje
(maslina)

Temeljito namastite tanjur od 25 cm/10 in. Pomiješajte mlaćenicu ili
zamjenu i mlijeko. Integralno brašno stavite u zdjelu i prosijte glatko
brašno, sodu bikarbonu, tartar i sol. Masnoću utrljati na sitno. Dodajte
tekućinu odjednom i vilicom zamijesite mekano tijesto. Brzo mijesite
pobrašnjenim rukama dok ne postane glatko. Oblikujte krug od 18
cm/7 inča. Prebacite na sredinu tanjura. Na vrhu zarežite dublji križ
stražnjom stranom noža, a zatim lagano pospite brašnom. Lagano
pokrijte kuhinjskim papirom i kuhajte na punoj temperaturi 7 minuta.
Kruh će narasti i raširiti se. Ostavite da odstoji 10 minuta. Podignite
tanjur uz pomoć kriške ribe i stavite na rešetku. Ohlađeno podijeliti na

četiri dijela. Čuvajte u hermetički zatvorenoj posudi do samo 2 dana jer je ovu vrstu kruha najbolje jesti svježu.

Soda kruh s mekinjama

Pravi 4 mala kruha

Pripremite kao irski soda kruh, ali dodajte 60 ml/4 žlice grubih mekinja prije miješanja u tekućinu.

Za osvježavanje starog kruha

Stavite kruh ili kiflice u smeđu papirnatu vrećicu ili stavite između nabora čiste kuhinjske krpe (krpe za posuđe) ili stolne salvete. Zagrijte na Defrost dok kruh ne postane lagano topao na površini. Jedite odmah i nemojte ponavljati s ostacima istog kruha.

grčke pitte

Pravi 4 kruha

Napravite osnovno tijesto za bijeli kruh. Podijelite na četiri jednaka dijela i svaki lagano umijesite u kuglu. Razvaljajte u ovale, svaki duljine 30 cm/12 u sredini. Lagano pospite brašnom. Rubove navlažite vodom. Svaki presavijte na pola tako da gornji rub prebacite preko donjeg. Rubove dobro pritisnite jedan za drugog da se spoje. Stavite u namašćen i pobrašnjen pleh. Pecite odmah u uobičajenoj pećnici na 230°C/450°F/plinska oznaka 8 20-25 minuta dok se kruhovi dobro ne dignu i ne porumene. Ohladite na rešetki. Ostavite dok se ne ohladi, a zatim otvorite i jedite s grčkim umacima i drugom hranom.

Želeirane višnje u portu

Poslužuje 6

750 g/1½ lb konzerviranih morello trešanja bez koštica u laganom
sirupu, ocijeđenih i sirupa sačuvanih
15 ml/1 žlica želatine u prahu
45 ml/3 žlice sitnog (superfinog) šećera
2,5 ml/½ žličice mljevenog cimeta
Tawny luka
Duplo (gusto) vrhnje, šlag i miješani (pita od jabuka) začini, za
ukrašavanje

Ulijte 30 ml/2 žlice sirupa u veliku mjernu posudu. Umiješajte želatinu i ostavite 2 minute da omekša. Pokrijte tanjurićem i otopite na Defrost 2 minute. Miješajte da se želatina otopi. Umiješajte preostali sirup od višanja, šećer i cimet. Napunite do 450 ml/¾ pt/2 šalice s lukom. Pokrijte kao prije i zagrijavajte na punoj temperaturi 2 minute, miješajući tri puta, dok se tekućina ne zagrije i šećer se otopi. Prebacite u posudu od 1,25 litara/2¼ pt/5½ šalice i ostavite da se ohladi. Pokrijte i ohladite dok se smjesa žela ne počne zgušnjavati i lagano stegne oko zida posude. Ubacite višnje i podijelite ih u šest posuda za desert. Ohladite dok se potpuno ne stegne. Prije posluživanja ukrasite gustim vrhnjem i posipom miješanih začina.

Želeirane višnje u jabukovači

Poslužuje 6

Pripremite kao žele od trešanja u portu, ali porto zamijenite jakim suhim ciderom, a cimetom 5 ml/1 žličice naribane narančine korice.

Kuhani ananas

Poslužuje 8

225 g/8 oz/1 šalica sitnog (superfinog) šećera
150 ml/¼ pt/2/3 šalice hladne vode
1 veliki svježi ananas
6 cijelih klinčića
5 cm/2 u komadu štapića cimeta
1,5 ml/¼ žličice naribanog muškatnog oraščića
60 ml/4 žlice srednje suhog šerija
15 ml/1 žlica tamnog ruma
Keksi (kolačići), za posluživanje

Stavite šećer i vodu u posudu od 2,5 litara/4½ pt/11 šalica i dobro promiješajte. Pokrijte velikim okrenutim tanjurom i kuhajte na Punoj 8 minuta da se napravi sirup. U međuvremenu ogulite ananas i izvadite mu sredinu te mu vrhom gulilice za krumpir uklonite 'oči'. Narežite na ploške, a zatim narežite ploške na komade. Dodajte u sirup s preostalim sastojcima. Pokrijte prozirnom folijom (plastičnom folijom) i zarežite je dva puta kako bi para izašla. Kuhajte na punoj temperaturi 10 minuta, okrećući posudu tri puta. Ostavite da odstoji 8 minuta prije stavljanja u jela i jela s hrskavim keksima s maslacem.

Kuhano Sharon voće

Poslužuje 8

Pripremite kao za kuhani ananas, ali ananas zamijenite 8 šarona narezanih na četvrtine. Nakon dodavanja u sirup s ostalim sastojcima, kuhajte na punoj samo 5 minuta. Začiniti rakijom umjesto rumom.

Kuhane breskve

Poslužuje 8

Pripremite kao za kuhani ananas, ali ananasom zamijenite 8 velikih breskvi prepolovljenih i očišćenih od koštica. Nakon dodavanja u sirup s ostalim sastojcima, kuhajte na punoj samo 5 minuta. Začinite likerom od naranče umjesto ruma.

Ružičaste kruške

Poslužuje 6

450 ml/¾ pt/2 šalice ružičastog vina
75 g/3 oz/1/3 šalice sitnog (superfinog) šećera
6 desertnih krušaka, peteljke ostaviti
30 ml/2 žlice kukuruznog brašna (kukuruzni škrob)
45 ml/3 žlice hladne vode
45 ml/3 žlice tawny porta

Ulijte vino u duboku posudu dovoljno veliku da u nju stanu sve kruške sa strane u jednom sloju. Dodajte šećer i dobro promiješajte. Kuhajte nepoklopljeno na punoj temperaturi 3 minute. U međuvremenu ogulite kruške, pazeći da im ne izgube peteljke. Posložite sa strane u mješavinu vina i šećera. Pokrijte prozirnom folijom (plastičnom folijom) i zarežite je dva puta kako bi para izašla. Kuhajte na punoj temperaturi 4 minute. S dvije žlice preokrenite kruške. Pokrijte kao prije i kuhajte na punom još 4 minute. Ostavite da odstoji 5 minuta. Uspravno rasporedite u posudu za posluživanje. Za zgušnjavanje umaka kukuruzno brašno glatko pomiješajte s vodom i umiješajte porto. Umiješajte u smjesu vina. Kuhajte bez poklopca na punoj temperaturi 5 minuta, žustro miješajući svaku minutu dok se lagano ne zgusne i postane bistra. Prelijte preko krušaka i poslužite toplo ili ohlađeno.

Božićni puding

Radi 2 pudinga, svaki za 6–8 porcija

65 g/2½ oz glatkog (višenamjenskog) brašna
15 ml/1 žlica kakaa (nezaslađene čokolade) u prahu
10 ml/2 žličice miješanih (pita od jabuka) začina ili mljevene pimente
5 ml/1 žličica naribane kore naranče ili mandarine
75 g/3 oz/1½ šalice svježih smeđih krušnih mrvica
125 g/4 oz/½ šalice tamnog mekanog smeđeg šećera
450 g/1 lb/4 šalice miješanog suhog voća (mješavina za voćni kolač) s
korom
125 g/4 oz/1 šalica nasjeckanog loja (po želji vegetarijansko)
2 velika jaja, na kuhinjskoj temperaturi
15 ml/1 žlica crnog melase (melase)
60 ml/4 žlice Guinnessa
15 ml/1 žlica mlijeka

Temeljito namastite dvije posude za puding od 900 ml/1½ pt/3¾ šalice. Prosijte brašno, kakao i začine u veliku zdjelu. Ubacite koru, krušne mrvice, šećer, voće i loj. U posebnoj zdjeli umutite jaja, melasu, Guinness i mlijeko. Vilicom umiješajte suhe sastojke da dobijete mekanu smjesu. Podijelite na jednake dijelove između pripremljenih posuda. Svaku slobodno prekrijte kuhinjskim papirom. Kuhajte jednu po jednu na punoj temperaturi 4 minute. Ostavite da odstoji 3 minute u mikrovalnoj pećnici. Svaki puding kuhajte na punoj još 2 minute. Okrenuti iz posude kada se ohladi. Kada se ohladi, zamotajte ga dvostrukom debljinom u masni (voštani) papir i zamrznite dok ne bude potrebno. Za posluživanje potpuno odmrznite, izrežite na porcije i podgrijte pojedinačno na tanjurima 50-60 sekundi.

Puding od šljiva na maslacu

Radi 2 pudinga, svaki za 6–8 porcija

Pripremite kao božićni puding, ali loj zamijenite 125 g/4 oz/½ šalice otopljenog maslaca.

Puding od šljiva s uljem

Radi 2 pudinga, svaki za 6–8 porcija

Pripremite kao božićni puding, ali loj zamijenite 75 ml/5 žlica suncokretovog ili kukuruznog ulja. Dodajte dodatnih 15 ml/1 žlica mlijeka.

Voćni sufle u čašama

Poslužuje 6

400 g/14 oz/1 velika limenka bilo kojeg voćnog nadjeva
3 jaja, odvojena
90 ml/6 žlica netučenog vrhnja za šlag

Žlicom stavljajte voćni nadjev u zdjelu i umiješajte žumanjke.
Bjelanjke istucite u čvrsti snijeg i lagano umiješajte u voćnu smjesu
dok se ne sjedine. Žlicom ravnomjerno rasporedite smjesu u šest
vinskih čaša s drškama (ne kristalnih) dok se ne napune do pola.
Kuhajte u paru na Defrost 3 minute. Smjesa bi trebala narasti do vrha
svake čaše, ali će malo pasti kada se izvadi iz pećnice. Na vrhu svakog
napravite nožem prorez. Na svaki žlicom dodajte 15 ml/1 žličicu
vrhnja. Teći će niz stranice naočala do baze. Poslužite odmah.

Gotovo instant božićni puding

Pravi 2 pudinga, svaki za 8 porcija

Apsolutno vrhunski, nevjerojatno bogatog okusa, dubokog tona, voćnog okusa i brzo sazrijevaju tako da se ne moraju pripremati tjednima unaprijed. Nadjev od konzerviranog voća ovdje je glavni pokretač i odgovoran je za nepogrešiv uspjeh pudinga.

225 g/8 oz/4 šalice svježih bijelih krušnih mrvica
125 g/4 oz/1 šalica glatkog (višenamjenskog) brašna
12,5 ml/2½ žličice mljevene pimente
175 g/6 oz/¾ šalice tamnog mekanog smeđeg šećera
275 g/10 oz/2¼ šalice sitno nasjeckanog loja (po želji vegetarijansko)
675 g/1½ lb/4 šalice miješanog suhog voća (mješavina za voćni kolač)
3 jaja, dobro tučena
400 g/14 oz/1 velika limenka voćnog punjenja od višanja
30 ml/2 žlice crnog melase (melase)
Dutch Butter Blender Cream ili šlag, za posluživanje.

Temeljito namastite dvije posude za puding od 900 ml/1½ pt/3¾ šalice. Stavite krušne mrvice u zdjelu i prosijte brašno i alevu papriku. Dodajte šećer, loj i suho voće. Pomiješajte u prilično mekanu smjesu s jajima, voćnim nadjevom i melasom. Podijelite na pripremljene posudice i svaku malo prekrijte kuhinjskim papirom. Kuhajte, jednu po jednu, na punoj temperaturi 6 minuta. Ostavite da odstoji 5 minuta u mikrovalnoj pećnici. Kuhajte svaki puding na Punoj još 3 minute, okrećući posudu dva puta. Okrenuti iz posude kada se ohladi. Kad se ohladi, zamotajte u masni (voštani) papir i stavite u hladnjak dok ne zatreba. Izrežite na komade i podgrijte prema uputama u tablici gotovih namirnica. Poslužite s vrhnjem iz blendera ili šlagom.

Izuzetno voćni božićni puding

Poslužuje 8–10

Starina iz Billington's Sugara, s maslacem ili margarinom koji zamjenjuju šećer.

75 g/3 oz/¾ šalice glatkog (višenamjenskog) brašna

7,5 ml/1½ žličice mljevene pimente

40 g/1½ oz/¾ šalice integralnih krušnih mrvica

75 g/3 oz/1/3 šalice demerara šećera

75 g/3 oz/1/3 melase šećera

125 g/4 oz/2/3 šalice ribiza

125 g/4 oz/2/3 šalice sultanije (zlatne grožđice)

125 g/4 oz/2/3 šalice suhih marelica, nasjeckanih na male komadiće

45 ml/3 žlice nasjeckanih prženih lješnjaka

1 mala jestiva (desertna) jabuka, oguljena i naribana

Sitno naribana kora i sok 1 manje naranče

50 ml/2 fl oz/3½ žlice hladnog mlijeka

75 g/3 oz/1/3 šalice maslaca ili margarina

50 g/2 oz obične (poluslatke) čokolade, izlomljene na komadiće

1 veliko jaje, istučeno

Umak od rakije

Posudu za puding od 900 ml/1½ pt/3¾ šalice dobro premažite maslacem. Prosijte brašno i začine u veliku zdjelu. Dodajte krušne mrvice i šećere i promiješajte kako biste bili sigurni da su se grudice razbile. Pomiješajte suhe ribizle, sultanije, marelice, orašaste plodove, koricu jabuke i naranče. Ulijte sok od naranče u vrč. Dodajte mlijeko, maslac ili margarin i čokoladu. Zagrijte na Defrost 2½-3 minute dok se maslac i čokolada ne otope. Vilicom umiješajte suhe sastojke s razmućenim jajetom. Žlicom ulijte u pripremljeni lavor. Labavo prekrijte pergamentom ili masnim (voštanim) papirom. Kuhajte na punoj temperaturi 5 minuta, dva puta okrećući posudu. Ostavite da odstoji 5 minuta. Kuhajte na punoj temperaturi još 5 minuta, dva puta okrećući posudu. Ostavite da odstoji 5 minuta prije nego što ga preokrenete na tanjur i poslužite s umakom od rakije.

Mrvica od šljive

Služi 4

450 g/1 lb šljiva bez koštica
125 g/4 oz/½ šalice mekog smeđeg šećera
175 g/6 oz/1½ šalice glatkog (višenamjenskog) integralnog brašna
125 g/4 oz/½ šalice maslaca ili margarina
75 g/3 oz/1/3 šalice demerara šećera
2,5 ml/½ žličice mljevene piment (po želji)

Stavite šljive u maslacem namazan kalup za pite od 1 litre/1¾ pt/4¼ šalice. Umiješajte šećer. Sipati brašno u zdjelu i sitno utrljati maslac ili margarin. Dodajte šećer i začine i promiješajte. Smjesu gusto pospite po voću. Kuhajte bez poklopca na punoj temperaturi 10 minuta, okrećući posudu dvaput. Ostavite da odstoji 5 minuta. Jedite vruće ili toplo.

Mrvicu od šljiva i jabuka

Služi 4

Pripremite kao Plum Crumble, ali polovicu šljiva zamijenite s 225 g/8 oz oguljenih i narezanih jabuka. Voću sa šećerom dodajte 5 ml/1 žličicu naribane limunove kore.

Crumble od marelice

Služi 4

Pripremite kao za Plum Crumble, ali šljive zamijenite svježim marelicama bez koštica.

Crumble od bobičastog voća s bademima

Služi 4

Pripremite kao za Plum Crumble, ali šljive zamijenite pripremljenim miješanim bobičastim voćem. Dodajte 30 ml/2 žlice prženih badema u listićima (narezane na listiće) u smjesu za mrvljenje.

Crumble od kruške i rabarbare

Služi 4

Pripremite kao Plum Crumble, ali šljive zamijenite mješavinom oguljenih i nasjeckanih krušaka i nasjeckane rabarbare.

Crumble od nektarine i borovnice

Služi 4

Pripremite kao za Plum Crumble, ali šljive zamijenite mješavinom nektarina (bez koštica) i narezanih borovnica.

Jabuka Betty

Poslužuje 4–6

50 g/2 oz/¼ šalice maslaca ili margarina

125 g/4 oz/2 šalice hrskavih krušnih mrvica, kupljenih ili napravljenih
od tosta

175 g/6 oz/¾ šalice svijetlog mekanog smeđeg šećera

750 g/1½ lb jabuka za kuhanje (tart), oguljenih, bez jezgre i narezanih
na tanke kriške

30 ml/2 žlice soka od limuna

Naribana korica 1 manjeg limuna

2,5 ml/½ žličice mljevenog cimeta

75 ml/5 žlica hladne vode

Dupla (teška) krema, šlag ili sladoled, za posluživanje

Premažite maslacem posudu za pitu od 600 ml/1 pt/2½ šalice. Otopite
maslac ili margarin na najjačoj temperaturi 45 sekundi. Umiješajte
prezle i dvije trećine šećera. Pomiješajte kriške jabuke, limunov sok,
limunovu koricu, cimet, vodu i preostali šećer. Pripremljenu posudu za
pitu napunite naizmjeničnim slojevima smjese od krušnih mrvica i
jabuka, počevši i završavajući s krušnim mrvicama. Kuhajte bez
poklopca na punoj temperaturi 7 minuta, okrećući posudu dvaput.
Ostavite da odstoji 5 minuta prije jela s gustim vrhnjem ili sladoledom.

Nektarina ili breskva Betty

Poslužuje 4–6

Pripremite kao za Apple Betty, ali jabuke zamijenite narezanim nektarinama (bez koštica) ili breskvama.

Bliskoistočni puding s orasima

Poslužuje 6

Ovo je fini puding iz onoga što je nekada bilo poznato kao Arabija. Voda od narančinog cvijeta dostupna je u nekim supermarketima i ljekarnama.

6 velikih nasjeckanih zrna pšenice
100 g/3½ oz/1 šalica prženih pinjola
125 g/4 oz/½ šalice sitnog (superfinog) šećera
150 ml/¼ pt/2/3 šalice punomasnog mlijeka
50 g/2 oz/¼ šalice maslaca (ne margarina)
45 ml/3 žlice vode od cvijeta naranče

Premažite maslacem duboku posudu promjera 20 cm/8 i izmrvite 3 nasjeckane pšenice po dnu. Pomiješajte orahe i šećer i ravnomjerno pospite po vrhu. Zdrobite preostale nasjeckane pšenice. Zagrijte mlijeko i maslac u nepoklopljenom vrču na punoj temperaturi 1½ minute. Pomiješajte vodu s cvijetom naranče. Nježno žlicom pređite preko sastojaka u jelu. Kuhajte nepoklopljeno na punoj temperaturi 6 minuta. Ostavite da odstoji 2 minute prije posluživanja.

Koktel ljetnog voća

Poslužuje 8

225 g/8 oz/2 šalice ogrozda, s vrhom i s repom

225 g/8 oz rabarbare, nasjeckane

30 ml/2 žlice hladne vode

250 g/8 oz/1 šalica sitnog (superfinog) šećera

450 g/1 lb jagoda, narezanih

125 g/4 oz malina

125 g crvenog ribiza bez peteljki

30 ml/2 žlice likera od casisa ili naranče (po želji)

Stavite ogrozd i rabarbaru u duboku posudu s vodom. Pokrijte prozirnom folijom (plastičnom folijom) i zarežite je dva puta kako bi para izašla. Kuhajte na punoj temperaturi 6 minuta, jednom okrećući posudu. Otkriti. Dodajte šećer i miješajte dok se ne otopi. Umiješajte preostalo voće. Pokrijte kad se ohladi i dobro ohladite. Dodajte Cassis ili liker, ako koristite, neposredno prije posluživanja.

Bliskoistočne datulje i složenac od banane

Poslužuje 6

Svježe datulje, obično iz Izraela, lako su dostupne zimi.

450 g/1 lb svježih datulja

450 g/1 lb banana

Sok od ½ limuna

Sok od ½ naranče

45 ml/3 žlice rakije od naranče ili marelice

15 ml/1 žlica ružine vodice

30 ml/2 žlice demerara šećera

Biskvit, za posluživanje

Datuljama ogulite kožicu i prerežite ih na pola da uklonite koštice (koštice). Stavite u zdjelu za posluživanje od 1,75 litara/3 pt/7½ šalice. Ogulite banane i narežite ih direktno na vrh. Dodajte sve preostale sastojke i lagano promiješajte. Pokrijte prozirnom folijom (plastičnom folijom) i zarežite je dva puta kako bi para izašla. Kuhajte na punoj temperaturi 6 minuta, okrećući posudu dva puta. Jedite toplo uz biskvit.

Salata od miješanog sušenog voća

Služi 4

225 g/8 oz miješanog sušenog voća kao što su kolutići jabuke,
marelice, breskve, kruške, suhe šljive
300 ml/½ pt/1¼ šalice kipuće vode
50 g/2 oz/¼ šalice granuliranog šećera
10 ml/2 žličice sitno naribane kore limuna
Gusti obični jogurt, za posluživanje

Voće temeljito operite i stavite u posudu od 1,25 litara/2¼ pt/5½ šalice. Umiješajte vodu i šećer. Pokrijte tanjurom i ostavite da se namače 4 sata. Prebacite u mikrovalnu pećnicu i kuhajte na punoj temperaturi oko 20 minuta dok voće ne omekša. Umiješajte koricu limuna i poslužite toplo s gustim jogurtom.

Slatki puding od jabuka i kupina

Poslužuje 6

Malo otopljenog maslaca
275 g/10 oz/2¼ šalice samodizajućeg (samodizajućeg) brašna
150 g/5 oz/2/3 šalice maslaca ili margarina, na kuhinjskoj temperaturi
125 g/4 oz/½ šalice mekog smeđeg šećera
2 jaja, istučena
400 g/14 oz/1 velika limenka voćnog punjenja od jabuka i kupina
45 ml/3 žlice hladnog mlijeka
Krema ili krema za posluživanje

Premažite okruglu posudu za sufle od 1,25 litara/2¼ pt/5½ šalice otopljenim maslacem. U zdjelu prosijati brašno i u njega sitno utrljati maslac ili margarin. Dodajte šećer i žustro miksajući bez mućenja umiješajte u mekanu smjesu s jajima, voćnim nadjevom i mlijekom. Ravnomjerno rasporedite u pripremljenu posudu. Kuhajte bez poklopca na punoj temperaturi 9 minuta, okrećući posudu tri puta. Ostavite da odstoji 5 minuta. Preokrenite u zagrijanu plitku posudu. Žlicom stavite na tanjure za posluživanje s vrhnjem ili kremom.

Lemony bramble puding

Služi 4

Malo otopljenog maslaca
225 g/8 oz/2 šalice zgnječenih kupina
Sitno naribana kora i sok od 1 limuna
225 g/8 oz/2 šalice samodizajućeg (samodizajućeg) brašna
125 g/4 oz/½ šalice maslaca ili margarina
100 g/3½ oz/malo ½ šalice tamnog mekog smeđeg šećera
2 jaja, istučena
60 ml/4 žlice hladnog mlijeka
Krema, sladoled ili sorbet od limuna, za posluživanje

Duboku posudu promjera 18 cm/7 premažite otopljenim maslacem.
Pomiješajte kupine s limunovom koricom i sokom te ostavite sa strane.
Prosijte brašno u zdjelu. Utrljajte maslac i šećer. Pomiješajte do meke
konzistencije sa zgnječenim voćem, jajima i mlijekom. Glatko
rasporedite u pripremljenu posudu. Kuhajte bez poklopca na punoj
temperaturi 7-8 minuta dok se puding ne digne do vrha posude i dok
na vrhu nema sjajnih mrlja. Ostavite da odstoji 5 minuta za koje
vrijeme će puding lagano pasti. Rubove odriješiti nožem i okrenuti na
zagrijani tanjur. Jedite toplo s vrhnjem, sladoledom ili sorbetom od
limuna.

Puding od limuna i malina

Služi 4

Pripremite kao Lemony Bramble Pudding, ali kupinama zamijenite maline.

Preokrenuti puding od marelica i oraha

Poslužuje 8

Za puding:

50 g/2 oz/¼ šalice maslaca ili margarina

50 g/2 oz/¼ šalice svijetlog mekanog smeđeg šećera

400 g/14 oz konzerviranih polovica marelica u sirupu, ocijeđenih i
sirupa sačuvanih

50 g/2 oz/½ šalice polovica oraha

Za preljev:

225 g/8 oz/2 šalice samodizajućeg (samodizajućeg) brašna

125 g/4 oz/½ šalice maslaca ili margarina

125 g/4 oz/½ šalice sitnog (superfinog) šećera

Sitno naribana kora 1 naranče

2 jaja

75 ml/5 žlica hladnog mlijeka

2,5–5 ml/½–1 žličica esencije badema (ekstrakt)

Sladoled od kave, za posluživanje

Za pripremu pudinga namažite maslacem dno i stranice duboke posude promjera 25 cm/10 cm. Dodati maslac ili margarin. Otopite, bez poklopca, na odmrzavanju 2 minute. Po maslacu pospite smeđi šećer tako da gotovo prekrije dno jela. Polovice marelica lijepo rasporedite po šećeru, prerezane strane okrenute prema njima, te ih ubacite u polovice oraha.

Za preljev prosijte brašno u zdjelu. Fino utrljati maslac ili margarin. Dodajte šećer i narančinu koricu i promiješajte da se sjedini. Temeljito izmiksajte preostale sastojke, zatim viljuškom umiješajte suhe sastojke dok se ne ujednače. Glatko rasporedite preko voća i orašastih plodova. Kuhajte nepoklopljeno na punoj temperaturi 10 minuta. Ostavite da odstoji 5 minuta, zatim pažljivo prevrnite u plitku posudu. Zagrijte rezervirani sirup na Full 25 sekundi. Puding poslužite uz sladoled od kave i topli sirup.

Banane Foster

Služi 4

Iz New Orleansa i nazvan po Dicku Fosteru, koji je bio zadužen za
čišćenje gradskog morala 1950-ih. Ili tako priča ide.

25 g/1 oz/2 žlice maslaca ili suncokretovog margarina
4 banane
45 ml/3 žlice tamnog mekanog smeđeg šećera
1,5 ml/¼ žličice mljevenog cimeta
5 ml/1 žličica sitno naribane narančine korice
60 ml/4 žlice tamnog ruma
Sladoled od vanilije, za posluživanje

Stavite maslac u duboku posudu promjera 23 cm/9. Otopite na odmrzavanju 1½ minute. Banane ogulite, prepolovite po dužini, pa svaku polovicu prerežite na dva dijela. Složite u posudu i pospite šećerom, cimetom i koricom naranče. Pokrijte prozirnom folijom (plastičnom folijom) i zarežite je dva puta kako bi para izašla. Kuhajte na punoj temperaturi 3 minute. Ostavite stajati 1 minutu. Zagrijte rum na Defrost dok se ne zagrije. Šibicom zapaliti rum i preliti preko nepoklopljenih banana. Poslužite s bogatim sladoledom od vanilije.

Mississippi pita sa začinima

Poslužuje 8

Za kutiju za flan (ljusku za pitu):
225 g/8 oz gotovog prhkog tijesta (osnovna kora za pitu)
1 žumanjak

Za nadjev:
450 g/1 lb slatkog krumpira žutog mesa i ružičaste kore, oguljenog i
narezanog na kockice
60 ml/4 žlice kipuće vode
75 g/3 oz/1/3 šalice sitnog (superfinog) šećera
10 ml/2 žličice mljevene pimente
3 velika jaja
150 ml/¼ pt/2/3 šalice hladnog mlijeka
30 ml/2 žlice otopljenog maslaca
Šlag ili sladoled od vanilije, za posluživanje

Za izradu kalupa za pogaču, tanko razvaljajte tijesto i njime obložite lagano maslacem namazanu posudu za pogaču promjera 23 cm/9 u. Dobro izbockajte vilicom po cijelom dijelu, posebno na mjestima gdje se strana spaja s bazom. Kuhajte bez poklopca na punoj temperaturi 6 minuta, okrećući posudu tri puta. Ako se pojave ispupčenja, nježno pritisnite prstima zaštićenim rukavicama za pećnicu. Sve premažite žumanjkom da zatvorite rupe. Kuhajte nepoklopljeno na Punoj još 1 minutu. Staviti na stranu.

Da biste napravili nadjev, stavite krumpire u posudu od 1 litre/1¾ pt/4¼ šalice. Dodajte kipuću vodu. Pokrijte prozirnom folijom (plastičnom folijom) i zarežite je dva puta kako bi para izašla. Kuhajte na punoj temperaturi 10 minuta, okrećući posudu dva puta. Ostavite da odstoji 5 minuta. Ocijediti. Stavite u procesor hrane ili blender i dodajte preostale sastojke. Izradite do glatke kaše. Ravnomjerno rasporedite u kalup za pečeno tijesto. Kuhajte bez poklopca na Defrost 20-25 minuta dok se nadjev ne stegne, okrećući posudu četiri puta. Ohladiti do mlakog. Izrežite na porcije i poslužite s tučenim slatkim vrhnjem ili sladoledom od vanilije.

Jamajka puding

Poslužuje 4–5

225 g/8 oz/2 šalice samodizajućeg (samodizajućeg) brašna

125 g/4 oz/½ šalice mješavine bijele masnoće za kuhanje (maslina) i

margarina

125 g/4 oz/½ šalice sitnog (superfinog) šećera

2 velika jaja, istučena

50 g/2 oz/¼ šalice konzerviranog zdrobljenog ananasa sa sirupom

15 ml/1 žlica esencije (ekstrakta) kave i cikorije ili likera od kave

Ugrušano vrhnje, za posluživanje

Premažite maslacem posudu za sufle od 1,75 litara/3 pt/7½ šalice. U zdjelu prosijati brašno i fino ga utrljati u masnoću. Umiješajte šećer. Pomiješajte vilicom do meke konzistencije s jajima, ananasom sa sirupom i esencijom kave ili likerom. Glatko rasporedite u posudu. Kuhajte bez poklopca na punoj temperaturi 6 minuta, jednom okrećući posudu. Preokrenite na tanjur za posluživanje i ostavite da odstoji 5 minuta. Vratiti u mikrovalnu. Kuhajte na punoj temperaturi još 1–1½ minute. Poslužite s vrhnjem.

Pita od bundeve

Poslužuje 8

Jede se u Sjevernoj Americi zadnjeg četvrtka svakog studenog za proslavu Dana zahvalnosti.

Za kutiju za flan (ljusku za pitu):
225 g/8 oz gotovog prhkog tijesta (osnovna kora za pitu)
1 žumanjak

Za nadjev:
½ male bundeve ili dio od 1,75 kg/4 lb, bez sjemenki
30 ml/2 žlice crnog melase (melase)
175 g/6 oz/¾ šalice svijetlog mekanog smeđeg šećera
15 ml/1 žlica kukuruznog brašna (kukuruzni škrob)
10 ml/2 žličice mljevene pimente
150 ml/¼ pt/2/3 šalice dvostrukog (gustog) vrhnja
3 jaja, istučena
Šlag, za posluživanje

Za izradu kalupa za pogaču, tanko razvaljajte tijesto i njime obložite lagano maslacem namazanu posudu za pogaču promjera 23 cm/9 u. Dobro izbockajte vilicom po cijelom dijelu, posebno na mjestima gdje se strana spaja s bazom. Kuhajte bez poklopca na punoj temperaturi 6 minuta, okrećući posudu tri puta. Ako se pojave ispupčenja, nježno pritisnite prstima zaštićenim rukavicama za pećnicu. Sve premažite žumanjkom da zatvorite rupe. Kuhajte nepoklopljeno na Punoj još 1 minutu. Staviti na stranu.

Za nadjev stavite bundevu na tanjur. Kuhajte bez poklopca na punoj temperaturi 15-18 minuta dok meso ne omekša. Žlicom odvojiti od kože i ostaviti da se ohladi do mlakog. Pomiješajte dok ne postane glatko s preostalim sastojcima. Žlicom stavljajte u kalup za pecivo koji je još u posudi. Kuhajte bez poklopca na punoj temperaturi 20-30 minuta dok se nadjev ne stegne, okrećući posudu četiri puta. Poslužite toplo sa šlagom. Ako želite, upotrijebite 425 g/15 oz/2 šalice konzervirane bundeve umjesto svježe.

Torta od zobenog sirupa

Poslužuje 6–8

Najnovija verzija kolača od melase.

Za kutiju za flan (ljusku za pitu):
225 g/8 oz gotovog prhkog tijesta (osnovna kora za pitu)
1 žumanjak

Za nadjev:
125 g/4 oz/2 šalice tostiranog mueslija s voćem i orašastim plodovima
75 ml/5 žlica zlatnog (svijetlog kukuruznog) sirupa
15 ml/1 žlica crnog melase (melase)
Šlag, za posluživanje

Za izradu kalupa za pogaču, tanko razvaljajte tijesto i njime obložite lagano maslacem namazanu posudu za pogaču promjera 23 cm/9 u. Dobro izbockajte vilicom po cijelom dijelu, posebno na mjestima gdje se strana spaja s bazom. Kuhajte bez poklopca na punoj temperaturi 6 minuta, okrećući posudu tri puta. Ako se pojave ispupčenja, nježno pritisnite prstima zaštićenim rukavicama za pećnicu. Sve premažite žumanjkom da zatvorite rupe. Kuhajte nepoklopljeno na Punoj još 1 minutu. Staviti na stranu.

Da biste napravili nadjev, pomiješajte müsli, sirup i melasu i žlicom stavite u kalup za pečeni flan. Kuhajte nepoklopljeno na punoj temperaturi 3 minute. Ostavite stajati 2 minute. Kuhajte nepoklopljeno na Punoj još 1 minutu. Poslužite s vrhnjem.

Kokos biskvit flan

Poslužuje 8–10

Za kutiju za flan (ljusku za pitu):
225 g/8 oz gotovog prhkog tijesta (osnovna kora za pitu)
1 žumanjak

Za nadjev:
175 g/6 oz/1½ šalice samodizajućeg (samodizajućeg) brašna
75 g/3 oz/1/3 šalice maslaca ili margarina
75 g/3 oz/1/3 šalice sitnog (superfinog) šećera
75 ml/5 žlica osušenog (naribanog) kokosa
2 jaja
5 ml/1 žličica esencije vanilije (ekstrakt)
60 ml/4 žlice hladnog mlijeka
30 ml/2 žlice džema od jagoda ili crnog ribiza (sačuvati)

Za glazuru (glazuru):
225 g/8 oz/11/3 šalice šećera u prahu (poslastičarskog), prosijanog
Voda cvijeta naranče

Za izradu kalupa za pogaču, tanko razvaljajte tijesto i njime obložite lagano maslacem namazanu posudu za pogaču promjera 23 cm/9 u.

Dobro izbockajte vilicom po cijelom dijelu, posebno na mjestima gdje se strana spaja s bazom. Kuhajte bez poklopca na punoj temperaturi 6 minuta, okrećući posudu tri puta. Ako se pojave ispupčenja, nježno pritisnite prstima zaštićenim rukavicama za pećnicu. Sve premažite žumanjkom da zatvorite rupe. Kuhajte nepoklopljeno na Punoj još 1 minutu. Staviti na stranu.

Za pripremu nadjeva od kokosa prosijte brašno u zdjelu za miješanje. Utrljajte maslac ili margarin. Ubacite šećer i kokos, pa pomiješajte u mekano tijesto s jajima, vanilijom i mlijekom. Pekmez premažite preko kalupa za pecivo koji je još u posudi. Ravnomjerno premažite smjesom od kokosa. Kuhajte bez poklopca na punoj temperaturi 6 minuta, okrećući posudu četiri puta. Flan je spreman kada vrh izgleda suho i nema ljepljivih mrlja. Pustiti da se potpuno ohladi.

Za izradu glazure pomiješajte šećer u prahu s dovoljno vode od cvijeta naranče da dobijete gustu glazuru; nekoliko žličica treba biti dovoljno. Rasporedite po vrhu flanca. Ostavite dok se ne stegne prije rezanja.

Jednostavan Bakewell kolač

Poslužuje 8–10

Pripremite kao za kokos biskvit, ali koristite džem od malina (konzervirajte) i zamijenite kokos mljevenim bademima.

Mrvljiva pita od mljevenog mesa

Poslužuje 8–10

Za kutiju za flan (ljusku za pitu):

225 g/8 oz gotovog prhkog tijesta (osnovna kora za pitu)

1 žumanjak

Za nadjev:

350 g/12 oz/1 šalica mljevenog mesa

Za crumble od oraha:

50 g/2 oz/¼ šalice maslaca

125 g/4 oz/1 šalica samodizajućeg (samodizajućeg) brašna, prosijanog

50 g/2 oz/¼ šalice demerara šećera

5 ml/1 žličica mljevenog cimeta

60 ml/4 žlice sitno nasjeckanih oraha

Servirati:

Šlag, krema ili sladoled

Za izradu kalupa za pogaču, tanko razvaljajte tijesto i njime obložite lagano maslacem namazanu posudu za pogaču promjera 23 cm/9 u. Dobro izbockajte vilicom po cijelom dijelu, posebno na mjestima gdje se strana spaja s bazom. Kuhajte bez poklopca na punoj temperaturi 6 minuta, okrećući posudu tri puta. Ako se pojave ispupčenja, nježno pritisnite prstima zaštićenim rukavicama za pećnicu. Sve premažite žumanjkom da zatvorite rupe. Kuhajte nepoklopljeno na Punoj još 1 minutu. Staviti na stranu.

Da biste napravili nadjev, žlicom ravnomjerno rasporedite mljeveno meso u kalup za pečeni kolač.

Da bi se orasi raspali, utrljajte maslac u brašno pa umiješajte šećer, cimet i orahe. Pritisnite preko mljevenog mesa u ravnomjernom sloju. Ostavite nepoklopljeno i pecite na Punoj 4 minute, okrećući pitu dva puta. Ostavite stajati 5 minuta. Izrežite na kriške i poslužite vruće sa šlagom, kremom ili sladoledom.

Puding od kruha i maslaca

Služi 4

Omiljeni britanski puding.

4 velike kriške bijelog kruha
50 g/2 oz/¼ šalice maslaca na kuhinjskoj temperaturi ili mekog
namaza od maslaca
50 g/2 oz/1/3 šalice ribiza
50 g/2 oz/¼ šalice sitnog (superfinog) šećera
600 ml/1 pt/2½ šalice hladnog mlijeka
3 jaja
30 ml/2 žlice demerara šećera
Naribani muškatni oraščić

Ostavite korice na kruhu. Svaku šnitu namažite maslacem, pa izrežite na četiri kvadrata. Duboku četvrtastu ili ovalnu posudu od 1,75 litara/3 pt/7½ šalice temeljito premažite maslacem. Rasporedite polovicu kvadrata kruha preko podloge, s maslacem prema gore. Pospite ribizlom i šećerom. Pokrijte preostalim kruhom, ponovno maslacem prema gore. Ulijte mlijeko u vrč ili zdjelicu. Toplo, nepokriveno, na punoj temperaturi 3 minute. Temeljito umutite jaja. Polako i nježno prelijte preko kruha. Pospite demerara šećerom i muškatnim oraščićem. Ostavite stajati 30 minuta, labavo pokriveni komadom masnog (voštanog) papira. Kuhajte nepoklopljeno na odmrzavanju 30 minuta. Prije posluživanja pohrskajte vrh ispod vrućeg roštilja (broilera).

Lemon Curd kruh i puding od maslaca

Služi 4

Pripremite kao puding od kruha i maslaca, ali kruh namažite Lemon Curdom umjesto maslacem.

Pečena krema od jaja

Služi 4

Izvrsno se jede samostalno, uz bilo koju kombinaciju voćnih salata ili koktela od ljetnog voća.

300 ml/½ pt/1¼ šalice jednog (svijetlog) vrhnja ili punomasnog mlijeka

3 jaja

1 žumanjak

100 g/3½ oz/malo ½ šalice željenog (superfinog) šećera

5 ml/1 žličica esencije vanilije (ekstrakt)

2,5 ml/½ žličice naribanog muškatnog oraščića

Temeljito premažite maslacem posudu od 1 litre/1¾ pt/4¼ šalice. Ulijte vrhnje ili mlijeko u vrč. Zagrijte nepoklopljeno na punoj temperaturi 1½ minute. Umiješajte sve preostale sastojke osim muškatnog oraščića. Procijedite u posudu. Stavite u drugu posudu od 2 litre/3½ pt/8½ šalice. Ulijte kipuću vodu u veću posudu dok ne dosegne razinu kreme u manjoj posudi. Pospite vrh kreme muškatnim oraščićem. Kuhajte bez poklopca na punoj temperaturi 6-8 minuta dok se krema tek ne stegne. Izvadite iz mikrovalne i ostavite da odstoji 7 minuta. Podignite posudu s kremom iz veće posude i nastavite stajati dok se sredina ne stegne. Poslužite toplo ili hladno.

Puding od griza

Služi 4

Hrana za jaslice, ali još uvijek popularna kod svih.

50 g/2 oz/1/3 šalice griza (krema od pšenice)
50 g/2 oz/¼ šalice sitnog (superfinog) šećera
600 ml/1 pt/2½ šalice mlijeka
10 ml/2 žličice maslaca ili margarina

Stavite griz u zdjelu za miješanje. Umiješajte šećer i mlijeko. Kuhajte bez poklopca na najjačoj temperaturi 7-8 minuta, temeljito miješajući svaku minutu, dok ne zavrije i ne zgusne se. Umiješajte maslac ili margarin. Prebacite u posude za posluživanje za jelo.

Puding od mljevene riže

Služi 4

Pripremite kao puding od griza, ali gris zamijenite mljevenom rižom (pšeničnom kremom).